ゴースト血管をつくらない33のメソッド

高倉伸幸

毎日新聞出版

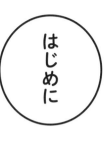

はじめに

はじめまして。

大阪大学微生物研究所の高倉伸幸です。

私は、血管新生や幹細胞などを含め20年以上、血管について研究しています。

突然ですが、あなたの毛細血管はお元気ですか？

毛細血管がこんな感じに
なっていたら、要注意！

ちゃんと血液が流れているのかな？
ボワ～ッとして、血管の形がわからない

正常な毛細血管は、
こんな感じです。

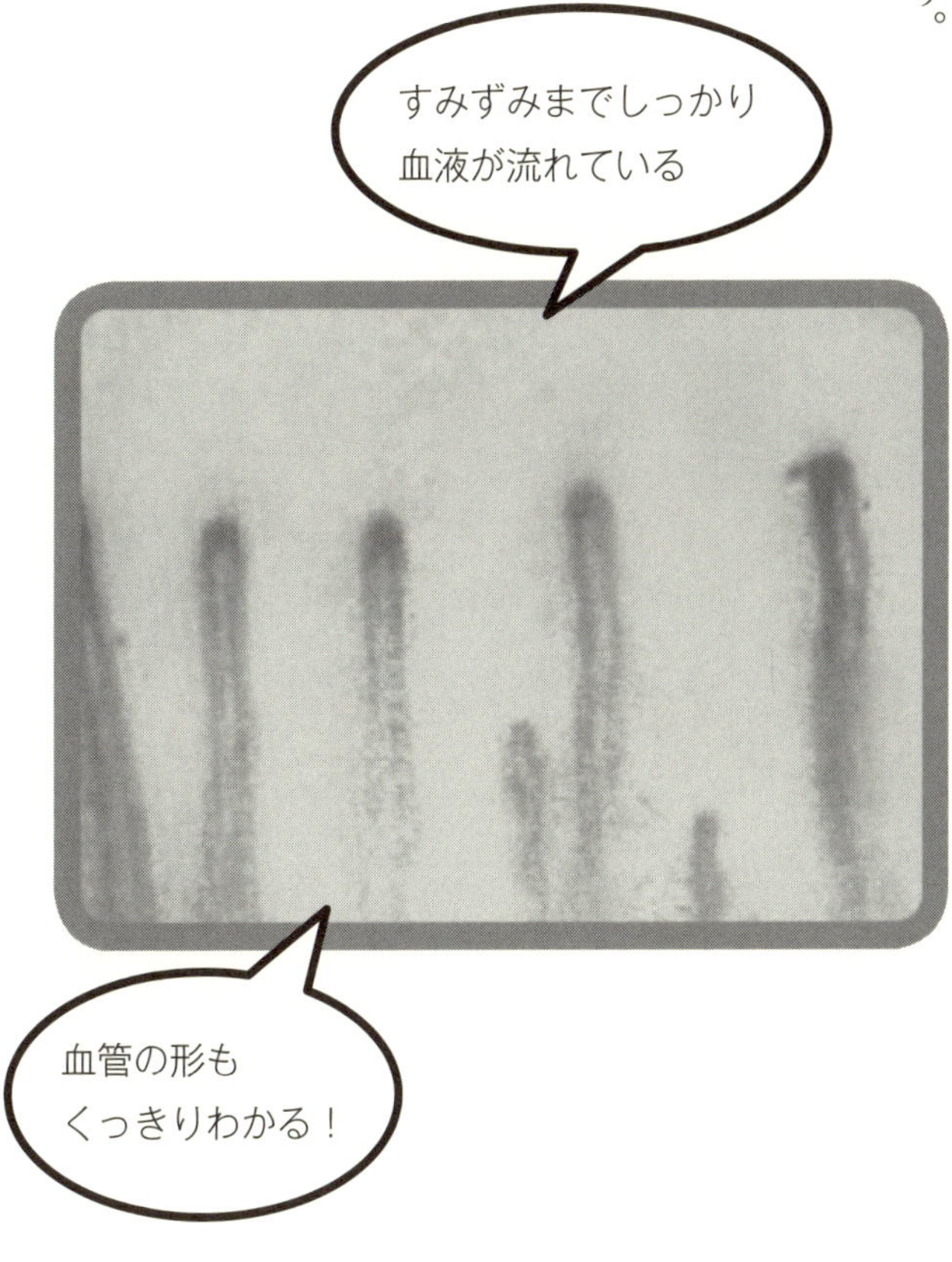
すみずみまでしっかり
血液が流れている
血管の形も
くっきりわかる！

写真提供：あっと株式会社

４ページの毛細血管画像が、この本のテーマであるゴースト血管です。

8年前、あるテレビ番組で毛細血管についてお話をする機会をいただき、視聴者の方にわかりやすいように、ダメージを受けた毛細血管をゴースト血管と名づけました。毛細血管については、世界中でさまざまな研究が進められており、ゴースト血管が、認知症や骨粗しょう症などの原因となること、がんにも深くかかわっていることが判明。それがここ数年、テレビの健康番組などで取り上げられるようになり、ゴースト血管の存在が注目されるようになりました。

健康番組では、視聴者にわかりやすいように、毛細血管スコープの画像を使ってゴースト血管が紹介されることが多くあります。

その際、お化けのようなイラストを使われることもあり、名づけ親としては、正直ちょっと複雑な心境です。

実は、「ゴースト血管のゴースト」とはお化けではなく、「ゴーストタウン」から連想し、命名したものです。

私たちの全身に血液を巡らしているのは血管です。血管は人体の中にある、いわば道路のようなもの。

動脈や静脈は大きな幹線道路。そこからつながる細動脈や毛細血管は、県道や市町村道などの小さな道路です。

どんなに立派な幹線道路があったとしても、家の前の道路がふさがれていたら、宅配便は届かないし、あなた自身、どこかに行くことすらできません。社会とは隔絶することになり、生きることはできなくなってしまいます。

また、道路が不通のためゴミを回収する車が来なかったら、地域や町は不衛生で快適に暮らすことはできません。近隣の道路が機能せず、それぞれの家に住む人がいなくなったら、その町はゴーストタウンとなってしまうのです。

つまり、血管がゴーストタウンとなるゴースト血管とは、血管の中に本来流れていた血液が流れなくなり、酸素や栄養を運び、老廃物を回収するという役目を果たすことができない血管。周辺の細胞や組織にダメージを与え、場合によっては死滅させてしまう恐ろしい状況です。

このような血管があることは、1970年代から論文で報告されていました（参考資料①）。

老化して形骸化した血管は、Empty Sleeve（空になった鞘《さや》）と表現されたり、その存在は確認されていました。しかし、血管については大動脈や冠動脈の研究が主流で、毛細血管にあまり関心をもたれることがなく、積極的に研究する研究者は少なかったのです。

私は、研究職となる前は、血液の研究をしながら、血液・腫瘍内科で臨床医をしていました。当時、血液のがんや固形がんの治療を行いつつ、不思議に思っていたことがあります。それは、すぐれた薬効をもつ抗がん剤であっても、患者さんによってはあまり効かないということ。

（薬自体はよくできているのに、なぜ効かないのだろう？　もしかしたら薬ではなく、薬を届ける環境に問題があるのではないか）

と、疑問を抱いていました。その環境とはすなわち血管のことです。

そこで私は、がんの血管をテーマに研究を始めました。がんの中に見られる血管とはほとんどが毛細血管です。がん悪性化の原因の一つとなる未成熟な毛細血管を研究するうちに、血管がつくられる原理もわかってきたのです。

やがて、がんの中に見られる毛細血管は、がんではない人の体内にも見られることに気づきました。血液が乏しくなり、壊れやすくなった不安定な毛細血管は、老いや病気の原因につながっています。そんな毛細血管を「ゴースト血管」と名づけたわけです。

本書では、今まで私が行ってきた血管についての研究に基づいた、毛細血管のしくみやはたらき、そして老いや病気をもたらすゴースト血管について紹介していきます。

第1章のテーマは「人は毛細血管とともに老いる」。

血液や血管の構造と機能について、さらには毛細血管のしくみと、どのようなはたらきをしているかについて述べています。毛細血管は単なる末端の血管ではなく、ホルモンを届けたり、体のバランスを整えたりする役割もあります。毛細血管の驚くべき機能をたくさん紹介しています。

第2章は「ゴースト血管と病気」について。

ゴースト血管は、がんや加齢による疾患（骨粗しょう症や認知症）にも深くかかわっています。これらの病気や生活習慣病が気になる方にはぜひ読んでいただきたい内容です。

第3章では「ゴースト血管と老化」について解説しています。

実はよくわかっていなかった老化というシステム。それを促す「糖化」と「酸化」とは？

毛細血管が老いることで、人間の体に起こるさまざまな変化に注目しています。

見た目の年齢は、血管のゴースト化と比例する!?

という、ショッキングな結果も報告しています。

また、人の見た目年齢の目安となる、皮膚や髪とゴースト血管の関係も明らかにしています。

でも、「老化であれば仕方がない……」とあきらめる必要はありません。実は、毛細血管は何歳からでも伸ばすことができます！

そこで、第4章「人は毛細血管とともに若返る」では、ゴースト血管を改善し、正常な血管を増やす。そのポイントについて紹介しています。

第5章「ゴースト血管をつくらない33のメソッド」では、第4章の考え方を生かした、毛細血管を活性化する具体的な方法をたくさん紹介しています。

ゴースト血管の自覚があり、早く健康になりたい人は、第5章から読み始めてみてください。

毎日メソッドを実行しながら、あらためて第1章から読み始めると、よりその効果と毛細血管の大切さを実感できるかもしれません。

また本書では、「column@高倉Lab」として、私たちが大阪大学微生物研究所の高倉研究室で日々行っている研究についても紹介しています。先端研究のトピックを知ることで、これからの医学・医療に希望を感じていただけたらと思います。

ゴースト血管は加齢による疾患と深く関係することから、本書では、生活習慣病をはじめとする、加齢に関連する病気について解き明かしています。

長寿国ニッポンでは、膨大な医療費や介護費が、国費を圧迫していることが社会問題となっています。

「人生100歳時代」として、これからの超長寿時代をいかに生きるか。そして、それに見合った国の制度や社会システムのありかたについて議論されるようになりました。

社会問題として考える以前に、まずは自分自身の人生の問題として、「健康」を捉えることはとても大切です。健康な体と心が土壌となって、人生という大樹を育むことができるのです。

加齢による老化や病気のしくみを知り、病気を予防する術を知る。

ゴースト血管とは、そのキーワードともいえるものです。

本書を読んで、皆さんの中になんらかの気づきやアイデアが生まれることを、心から願っています。

2019年2月

高倉 伸幸

ゴースト血管をつくらない33のメソッド　目次

はじめに……3

あなたのゴースト血管化をチェック！……22

第1章　人は毛細血管とともに老いる

生命に大きな影響を与える毛細血管……30

血管は縦横無尽に体内を走っている……32

それぞれの血管のミッション……33

毛細血管の運搬法……42

毛細血管はホルモンの情報を伝達する……44
毛細血管は免疫にはたらく……46
毛細血管は体のバランスを保つ……49
毛細血管はなぜゴースト化するのか……50
column@高倉Lab　がん治療にも応用される「アンジオクラインシグナル」……54

第2章　ゴースト血管と病気

血管がゴースト化すると全身に悪影響が！……56
重い便秘はゴースト血管のせい？……57
毛細血管の減少が肝硬変の原因に!?……58
腎機能の低下はゴースト血管が招く……60
ゴースト血管が糖尿病の原因に!?……62
ゴースト血管と肺の病気……65

アトピー性皮膚炎も血管病!?……67
過剰な毛細血管がリウマチを悪化させる……68
骨粗しょう症もゴースト血管が原因……70
ゴースト血管で失明に?……73
認知症の原因はゴースト血管だった!……76
血管がゴースト化すると抗がん剤が効かない!?……79
column@高倉Lab　がん細胞を増殖させる「がん幹細胞」……82

第3章　ゴースト血管と老化

体内の37兆個の細胞に「老化」というイベントが起こる……86
「糖化」は体のコゲ……88
「酸化」は体のサビ……89
毛細血管が少ないと老けて見える!?……91

毛細血管と肌の深い関係……93
毛細血管の減少が薄毛の原因に!……98
更年期は毛細血管のダメージから起きる……100
column@高倉Lab　毛細血管がよみがえる「血管新生」のしくみ……104

第4章　人は毛細血管とともに若返る

毛細血管は何歳からでも改善できる……108
血流をよくすればゴースト化は防げる……111
免疫力を上げると毛細血管を維持できる……113
毛細血管も自律神経の影響を受けている……114
リンパ管は毛細血管のサポーター……117
column@高倉Lab　脳は記憶で傷を修復する!?……119

第5章　ゴースト血管をつくらない33のメソッド

血管力を上げる簡単メソッドを生活習慣に……122

Ⅰ　血液の質をよくする……123

メソッド① バランスのよい食事を心がける……125

Ⅱ　「どう食べるか」も重要……131

メソッド② 食事は腹八分目……131

メソッド③ 一気に食べない……131

メソッド④ 一気に飲むのも危険……132

メソッド⑤ 少量に分けて栄養摂取……132

メソッド⑥ 糖質はほどほどに……133

Ⅲ　血管をしなやかにする……134

メソッド⑦ うまみ成分を生かす……135

メソッド⑧ お酢を活用する……136
メソッド⑨ 油は選んで使う……136
メソッド⑩ スパイスを上手に使う……137
メソッド⑪ カリウムを多く摂る……137

Ⅳ 自律神経のバランスを保つ……138
メソッド⑫ 呼吸を整える……139
メソッド⑬ 片鼻呼吸法で副交感神経を活性化……141
メソッド⑭ ゆっくりバスタイム……144

Ⅴ 血流をアップする……144
メソッド⑮ 運動を習慣化する……145
メソッド⑯ 1日1回だけしっかり運動する……146
メソッド⑰ 「ながら」で運動する……147
メソッド⑱ かかと上げを習慣に……148
メソッド⑲ かかと上げ・応用編……150

Ⅵ 下半身を鍛えて血流を上げる……150
メソッド⑳ スクワットが効く！……151
メソッド㉑ ステーショナリーランジで筋トレ……153
Ⅶ 血管に刺激を与える……156
メソッド㉒ 血管マッサージで血管を刺激する……156
Ⅷ ぐっすり眠って血管を修復する……159
メソッド㉓ 体内時計をリセットする……159
メソッド㉔ メラトニンの原料を摂る……160
メソッド㉕ 夜は光の刺激に注意する……161
Ⅸ タイツー（Tie2）を活性化する……162
メソッド㉖ シナモンを摂取する……164
メソッド㉗ シナモン＋ショウガで血管の状態を整える……166
メソッド㉘ シナモン＋バナナで簡単デザート……167
メソッド㉙ 料理にもシナモンを……167

メソッド㉚ 注目の食材・ヒハツを摂る……168
メソッド㉛ ヒハツを料理に使う……171
メソッド㉜ 春の山菜・ウコギを摂る……171
メソッド㉝ ルイボスティーを飲む……172

ゴースト血管にまつわるアレコレQ&A……176

おわりに……188

あなたのゴースト血管化をチェック！

最近、こんなこと思い当たりませんか？
もしかしたらそれは、ゴースト血管のせいかもしれません。

【見た目】

□以前より太りやすくなり、痩せづらくなった。
□抜け毛が多く、髪のボリュームがない。薄毛も気になる。
□シミやシワなど、肌のトラブルが増えた。
□化粧のノリが悪くなった。
□手の甲に血管が浮き出るようになった。
□爪が欠けやすくて、筋が入っている。
□とにかく、むくみが気になる。
□かかとなどにひび割れができやすい。

【体調】

□階段を上ると、息切れする。

□疲れやすく、集中力が途切れやすい。

□ずっと低血圧だったのに、血圧が高めになった。

□眠りが浅く、就寝中、何度か起きてしまう。

□以前より風邪をひきやすくなった。

□目が乾き、疲れやすくなった。

□耳鳴りがするようになった。

□手先、足先が冷えやすい。

□なんとなくやる気がでない。

□たまに運動をすると、筋肉痛がしばらく続く。

□昔よりお酒が弱くなった。

□ケガの治りが遅い気がする。

チェック項目の原因の解説については、次のページへ！

□以前より太りやすくなり、痩せづらくなった。
体の末端への血の巡りや新陳代謝が悪くなって、脂肪を燃焼する力が低下↓49ページへ

□抜け毛が多く、髪のボリュームがない。薄毛も気になる。
頭皮の毛細血管がゴースト化して、酸素や栄養が届かなくなり、毛髪内外のさまざまな組織が維持できない
↓98ページへ

□シミやシワなど、肌のトラブルが増えた。
毛細血管から血液成分が漏れやすくなり、慢性的な炎症状態に。メラニンが過剰にできる一方、コラーゲンをつくる力が弱くなっている
↓93ページへ

□化粧のノリが悪くなった。
毛細血管がまっすぐに伸びなくなり、表皮に血液成分が届かず、肌の保湿力が低下している
↓93ページへ

□手の甲に血管が浮き出るようになった。
ゴースト血管が皮膚の細胞に栄養を届けられず、肌が薄く弱くなった　↓93ページへ

□爪が欠けやすくて、筋が入っている。
爪をつくる組織に、毛細血管が酸素や栄養を届けていない　↓93ページへ

□とにかく、むくみが気になる。
毛細血管からの漏れが多い割には、余分な水分を回収できていない　↓97ページへ

□かかとなどにひび割れができやすい。
毛細血管のゴースト化により酸素や栄養が届かず、表皮細胞の接着が弱く保湿力も弱くなっている　↓93ページへ

□階段を上ると、息切れする。

肺の中で行うガス交換に必要な毛細血管の減少。または過剰な漏れがあり、ガス交換が効率よくできないので、呼吸機能が低下している

↓65ページへ

□疲れやすく、集中力が途切れやすい。

筋肉や脳内から老廃物がきちんと排泄されず、蓄積している

↓51ページへ

□ずっと低血圧だったのに、血圧が高めになった。

血流が悪く、体の末梢で血液が停滞。その分心臓が強めに血液を送り出すため血圧が上昇

↓53ページへ

□眠りが浅く、就寝中、何度か起きてしまう。

深い睡眠に導くメラトニンの原料を、血管のゴースト化により腸管から吸収できず、メラトニンをつくる量が少ない

↓160ページへ

□以前より風邪をひきやすくなった。
毛細血管がゴースト化し、組織に酸素が届かないため、リンパ球など免疫細胞のはたらきが悪くなっている
↓113ページへ

□目が乾き、疲れやすくなった。
毛細血管の一種・シュレム管からの水分の吸収が不足し、眼内圧が上昇している
↓75ページへ

□耳鳴りがするようになった。
毛細血管から血液成分が過剰に漏れて、三半規管の周囲がむくんでいる
↓73ページへ

□手先、足先が冷えやすい。
心臓から出た温かい血液がスムーズに末梢まで届かず、温かくなりづらい↓49ページへ

□なんとなくやる気がでない。
ゴースト血管によって酸素と栄養が脳細胞に届きづらく、活性化が抑制されている
↓38、76ページへ

□たまに運動をすると、筋肉痛がしばらく続く。
乳酸の排泄が遅くなり、筋肉内に蓄積している
↓177ページへ

□昔よりお酒が弱くなった。
肝臓の細胞を維持するための毛細血管が減少。肝機能が低下している
↓58ページへ

□ケガの治りが遅い気がする。
通常はケガをした後、既存の毛細血管から伸びるなど、新しい血管がつくられる。その能力が落ちると治るのに時間がかかる
↓109ページへ

第1章

人は毛細血管とともに老いる

生命に大きな影響を与える毛細血管

「人は血管とともに老いる」

この言葉、聞いたことはありますか？　医療に携わる者の間では、広く知られている名言です。これは、19世紀の医師・ウイリアム・オスラーの言葉。オスラー博士は、医学教育にも熱心で、現代の医学に多大な貢献をした人物として知られています。

血管や動脈硬化の本やコンテンツには、この言葉がよく引用されているので、一般にもご存じの方は多いかもしれません。

原文は“A man is as old as his arteries.” arteries は動脈のことです。

つまり、**老いるとともに、循環器の病気や動脈硬化などのリスクが高まることから、人間の老化＝動脈の老化と定義した**のです。

21世紀の現在、私は“A man is as old as his capillaries.”であると提唱したいと思い

ます。Capillariesとは毛細血管のこと。そう、**「人は毛細血管とともに老いる」**のです。科学技術の進歩によって、さまざまな検査機器が使用できるようになり、インターネットで世界中の論文を検索できる。現代の医学はまさに日進月歩です。

基礎研究の分野でも、さまざまな実験を通じて、新たな発見が生まれています。人間の体のしくみもその一つ。血管の構造だけでなく、それぞれの機能、他の臓器との関わりについて、私たち研究者は多くの事実を知ることができるようになりました。

毛細血管についても同様です。かつて、血管といえば、研究対象となるのはほとんどが動脈系。毛細血管は、それらの末端組織でしかありませんでした。**心臓を中心とする循環器やそこに連なる大きな動脈が健やかに動くことがなによりも重要で、その末端の血管はそれに準ずるはたらきしかしていないと思われていた**のです。また、体内に37兆個あるといわれる細胞も、あくまでも臓器を形成するパーツのように考えられていました。

しかし現代の医学では、一つひとつの細胞、そして目に見えないほど細い毛細血管についても研究が進み、それぞれの微細な構造やデリケートなはたらきが理解できるようになりました。

そして、**その細胞や毛細血管が織りなすミクロの世界には、人間の生命に大きな影響を与える大切なやりとりがある**ことがわかってきたのです。

そこには、あなたが今まで描いていた人体のしくみとは、まったくちがう世界が展開されているかもしれません。第1章では、毛細血管にフォーカスをした体の地図を紹介していきましょう。

血管は縦横無尽に体内を走っている

ところで、私たちの体は何でできていると思われますか？

人間の体はほとんどが水分で構成されています。60％が水分で、体を構成する組織や細胞はその水の中に浸った状態。水分の中には、酸素や栄養が豊富に含まれていて、それらの物質を使って、組織や細胞は生きているのです。

これらを常に全身にくまなく送り届けている輸送システムが「血液循環系」。**体内には血管という道路が縦横無尽に走っており、それを使って酸素や栄養を運ぶことで、組織や細胞が生き続ける環境が維持されています。**

大動脈や大静脈は血液を流すためのパイプ（導管）というのが主な機能ですが、血管の中で最も細い毛細血管は、単に血液を流すだけでなく、生命維持にとって非常に重要な機能を果たしています。それぞれの血管の機能とミッションについて、詳しく紹介していきましょう。

それぞれの血管のミッション

人間の血液は、体重の約8％といわれています。体重60kgの人なら、約5ℓもの血液が体内を流れていることになります。

血液の45％が、血球といわれる細胞成分。残りが血漿という液体成分です。細胞成分の99％は赤血球。いわゆる「酸素の運び屋」です。残りの1％が白血球と血小板。白血球には好中球やリンパ球などの細胞が含まれ、免疫にはたらきます。白血球は血流にのって全身をパトロールして、異物が侵入すると、血管の外に出て攻撃したり、その情報を細胞に伝えたり……。つまり体を守ってくれる防衛隊のような存在です。

血液循環の中心となるのは心臓。心臓のポンプ作用によって押し出された血液は、全身の血管を巡り、再び心臓に戻ってきます。心臓から血液を送り出す血管は動脈、全身から心臓に戻す血管が静脈です。

●動脈

心臓からの血液は、まず大動脈に送られます。非常に壁が厚く、しっかりした血管です。そこから、収縮や弛緩ができる筋性動脈へ。ここで血圧の調整を行っています。そこから細動脈がつながり、臓器に血液を届けます。細静脈からは毛細血管が全身に縦横無尽に広がっています。

動脈の直径は1～30㎜とその場所によって異なります。**心臓からは高い圧力でたくさんの血液が流れてくるので、破れることのないように、また、異物が侵入できないように頑丈につくられています。**弾力性があり、内膜・中膜・外膜の3層構造。内側には、薄い細胞の層である**「血管内皮細胞」**が敷き詰められていて、ここからNO（一酸化窒素）という物質が分泌されていると、しなやかな血管を維持できます。

●静脈

体の末梢に広がった毛細血管は細静脈につながっています。ここからリンパ球が血管外に出る門などもあり、血管外に出たリンパ球は主にリンパ管を通って静脈に戻ります。大静脈から心臓に。血液は肺へと送られ、酸素を受け取ってまた心臓に戻ります。

静脈も、動脈と同じ3層構造ですが、血管の壁はかなり薄くなっています。ただし、動脈がダメージを受けても血液を貯留しておけるように、かなり太い構造をしています。また、静脈には部分的に内側がひだ状になった弁があります。これによって血液が逆流することを防いでいるのです。

心臓のポンプによって勢いよく血液が流れる動脈と比べると、静脈の血液は静かにゆっくりと流れています。それを左右するのは筋肉。**筋肉や体の動きによって、静脈内の血液の流れは変わります。**

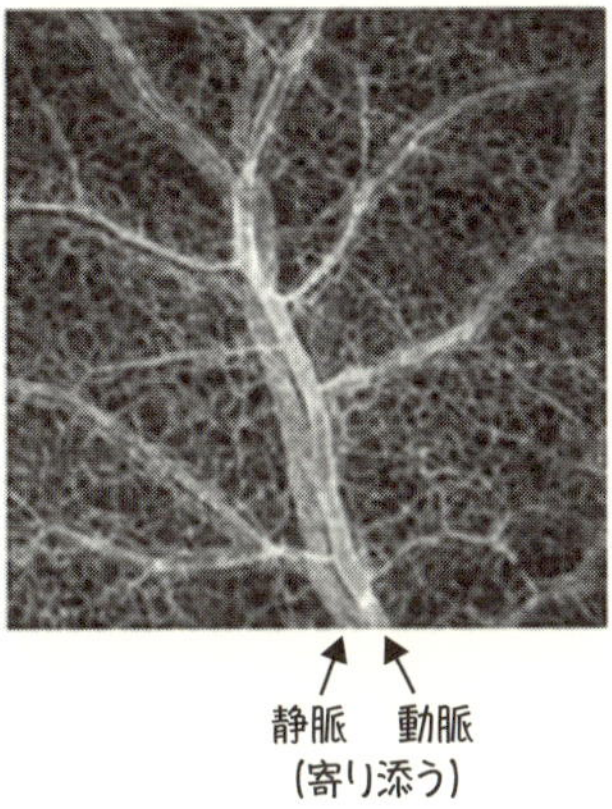

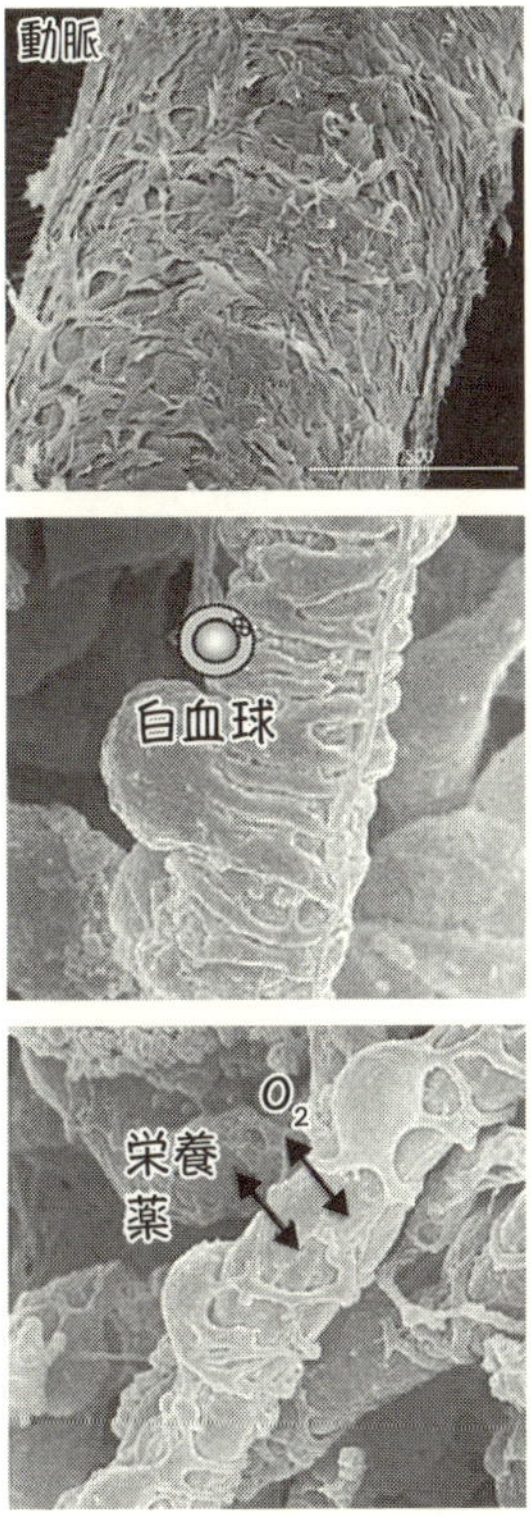

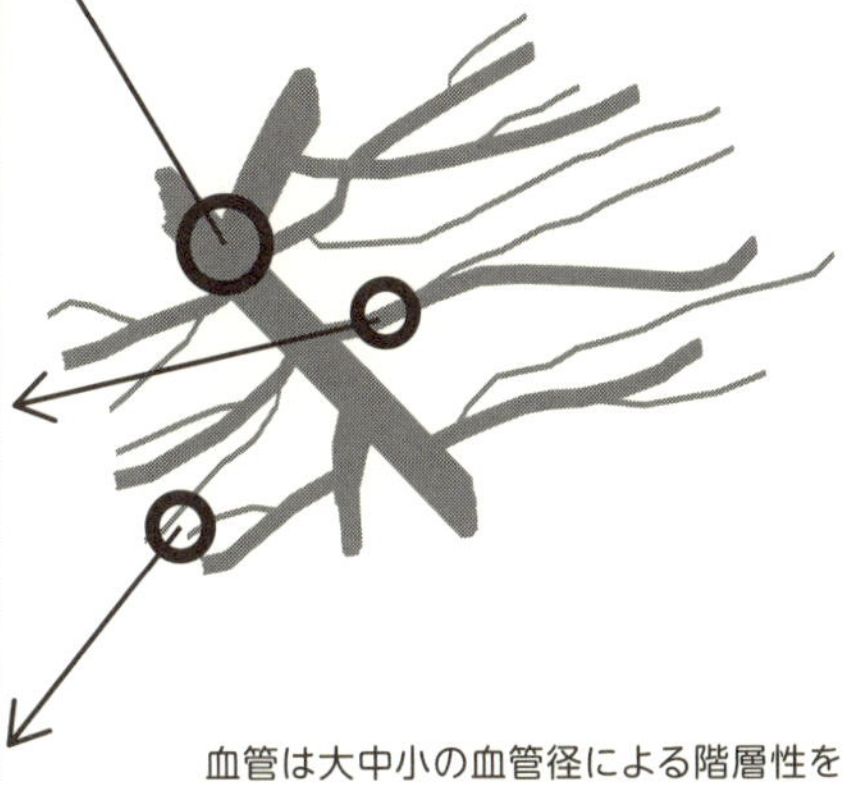

Fujiwaraら Am J Anat. 1984

血管は大中小の血管径による階層性を有しています。また、動脈と静脈は寄り添うように存在していて、併走性を持っています。この併走性は体温調節に関係します。最も細い血管（下）を毛細血管と呼びます。ここから、酸素や養分、薬が全身に運ばれます。細静脈（中）からは免疫細胞が組織に浸潤します。大血管（上）は血液を単に流す導管です。

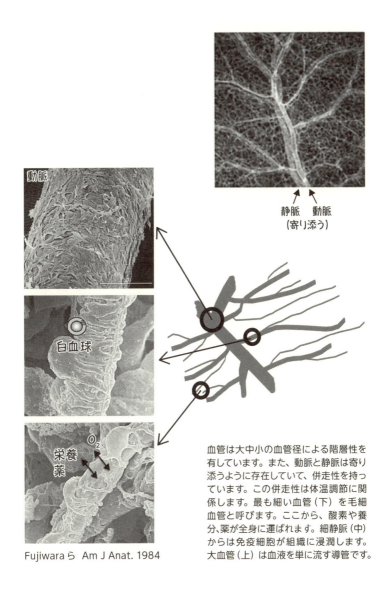

●毛細血管

動脈と静脈。この二つをつないでいるのが毛細血管です。

毛細血管は、肉眼では見ることができません。その直径は、髪の毛の約10分の1、約100分の1㎜です。全長は数千~数万㎞といわれています（諸説あり）。全身の血管の95~99％が毛細血管。顕微鏡を使ってやっと見える超極細の毛細血管は、臓器や筋肉などに合わせた形状をしています。まっすぐに、あるいは放射状や蜘蛛の巣状になって、全身に張り巡らされているのです。

毛細血管の壁から通過して、組織に入った酸素が拡散される距離は、およそ50μm《マイクロメートル》（髪の毛の20分の1）。つまり100μmに1本ほどの割合で毛細血管がないと、酸素が全身に行き渡りません。

〈毛細血管からの酸素が運搬される距離〉

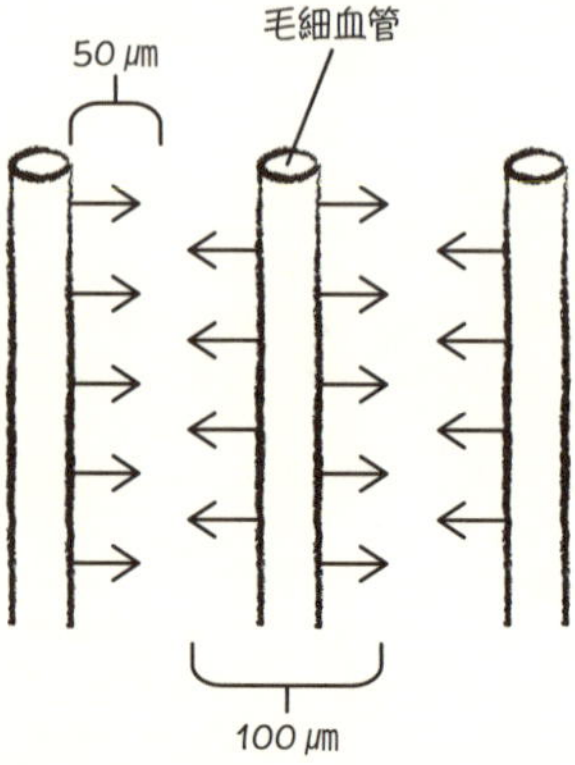

毛細血管は、動脈や静脈とは異なり、血管内皮細胞の1層でできています。細胞同士がくっついて、その連結部分に**壁細胞（ペリサイト）**が足を伸ばし、まるで細胞間の隙間を抑えるように取り囲んでいます。

とても弱い構造のように見えるでしょう？　しかし、**この脆さこそが、毛細血管の強みなのです。**

漏れることなく、外から浸入させることなく血液を運ぶ。動脈や静脈はそのミッションがあるために、非常に頑丈な3層構造をしていました。

全身にある37兆個の細胞一つひとつに、ほどよく酸素や栄養（糖や脂質、アミノ酸など）を運搬し、また余分な血液は漏らさずに二酸化炭素や老廃物を回収する。これが毛細血管のミッションです。**毛細血管は、ゆっくりゆっくりと血液を運び、その隙間から微妙な量の物質を浸み出させ、浸み入らせる。**そのためには、適度な隙間が不可欠なのです。

●血管をもたない動物

紹介したとおり、人間の血液循環系は、非常に高度で効率的な構造をしています。

古代の自然科学では、動物は、有血動物・無血動物と二つに分類されていました。有血動物とは、魚類・両生類・爬虫類・鳥類・哺乳類。無血動物とは、有殻類・昆虫類・甲殻類・軟体類。現在では、そのまま脊椎動物・無脊椎動物と二つに分類されています。

つまり、動物は進化して背骨や脊椎をもつようになってから、体内に血管ができたということです。

かつて私は、血管をもたない無脊椎動物の構造に興味をもち、ホヤの研究をしたことがあります。ホヤは、無脊索動物でありながら、脊椎動物の近縁といわれ、生物学の研究対象としてよく使われています。たしかに、体内には、心臓や生殖器官、神経節や消化器官などはありますが、血管はありませんでした。臓器と臓器の隙間を通って体液が流れていくのです。

ホヤなどの無脊椎動物の場合は、「拡散」という形で、酸素を全身に運搬しています。

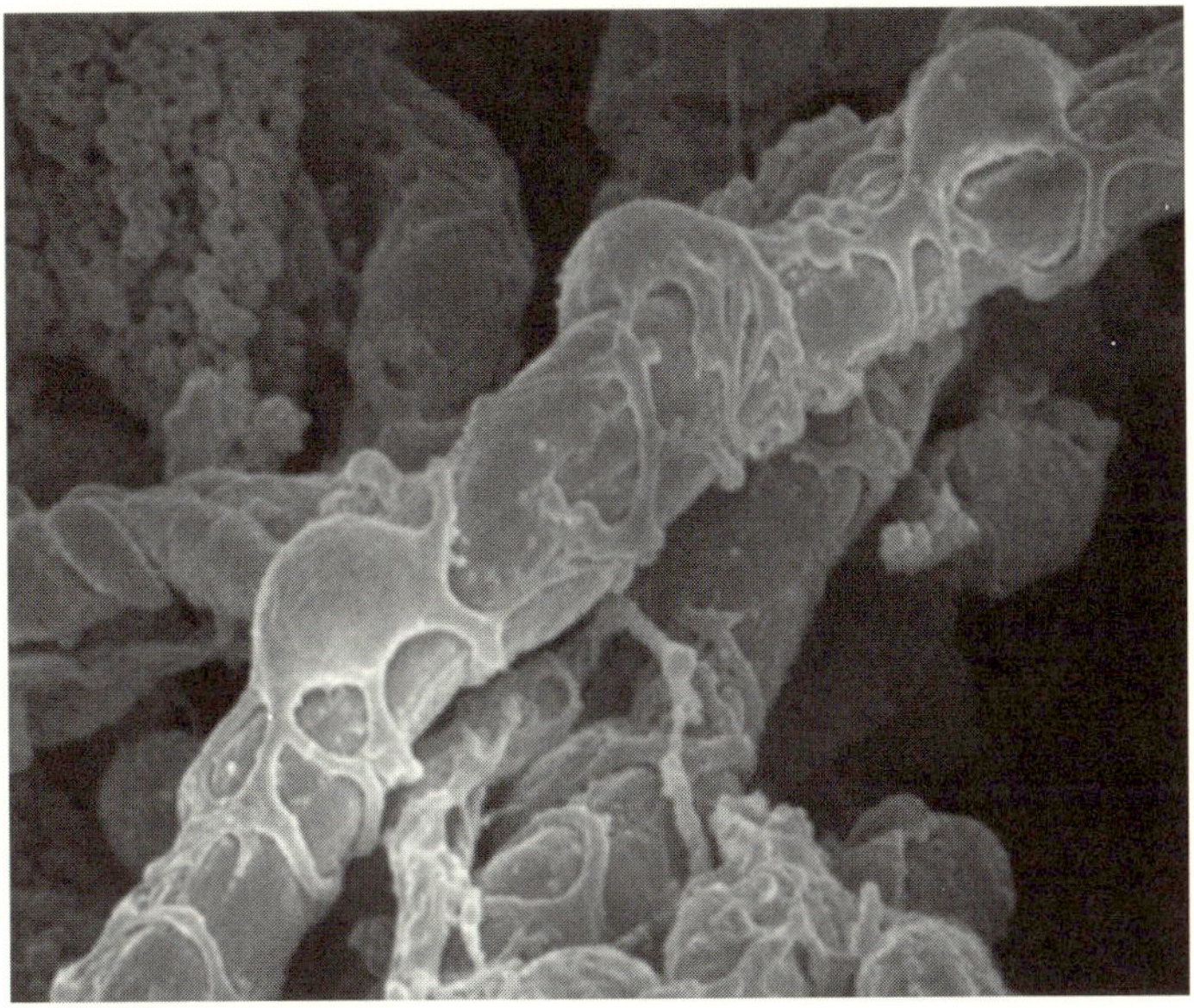

Fujiwara ら Am J Anat. 1984

〈 毛細血管の断面図 〉

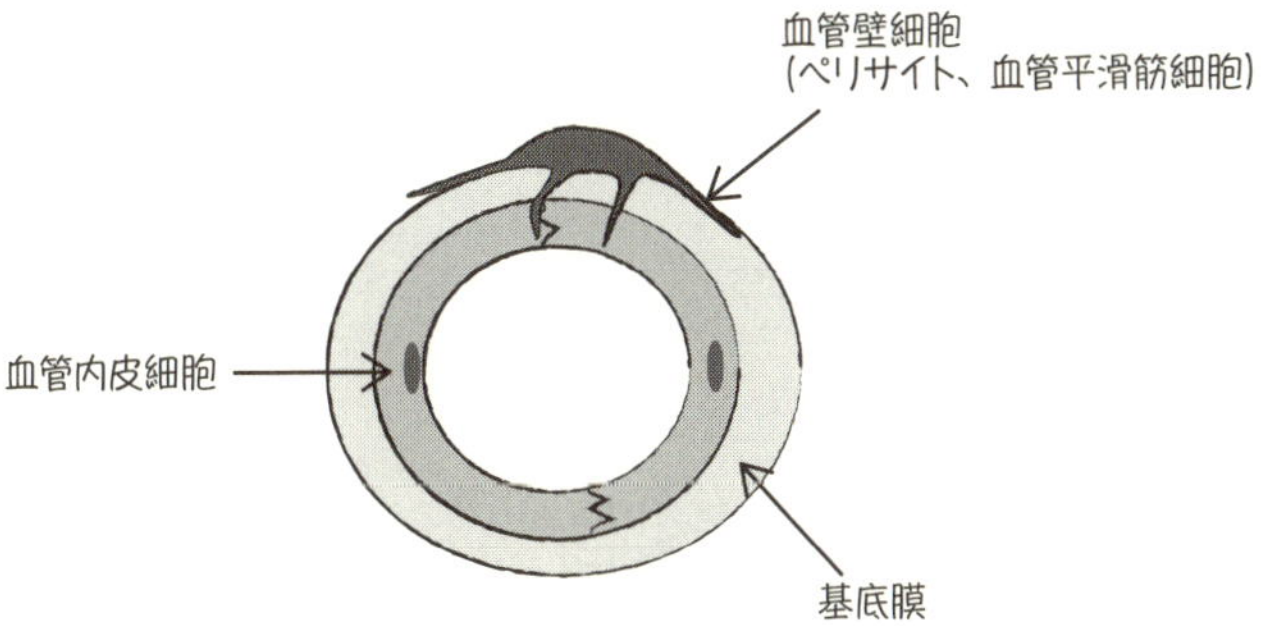

毛細血管の運搬法

毛細血管のミッションを完遂するには、構造だけでなく細さも重要です。

毛細血管の内径は約5μm。そこに、血液成分の最多を占める赤血球がたくさん流れ込んできます。赤血球の直径は約8μmで、ちょっと大きく、そこでお椀のような形状をした赤血球は弾力性があるので、お椀の底を先端にしてぐいっと入り込んできます。**毛細血管の内側の壁と、赤血球の壁がこすれ合うことによって、赤血球中の酸素や、血漿中の栄養が血管内皮細胞の隙間からぐぐっと押し出されて、外側の細胞に届けられる**のです。

もしも毛細血管の直径が赤血球よりも大きかったら、酸素や栄養分の運搬量はもっと少ないはず。細いからこそ効率よく浸み出させることが可能なのです。

また、ここで重要になってくるのは圧力です。毛細血管の中の圧力は、外側よりも高くなっています。高い圧から低い圧へは、勢いよく物質が出ていきます。**血管内皮細胞同士**

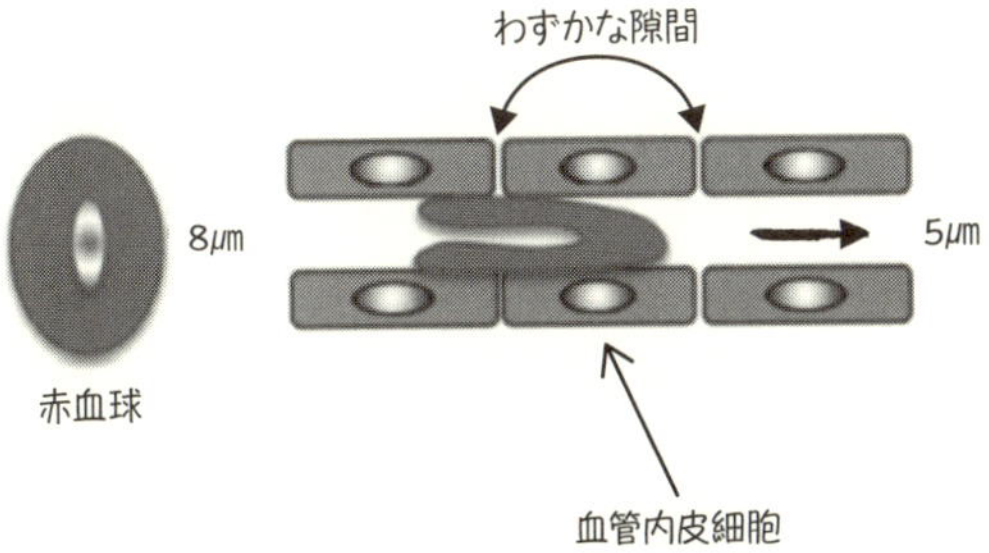

〈 毛細血管 〉

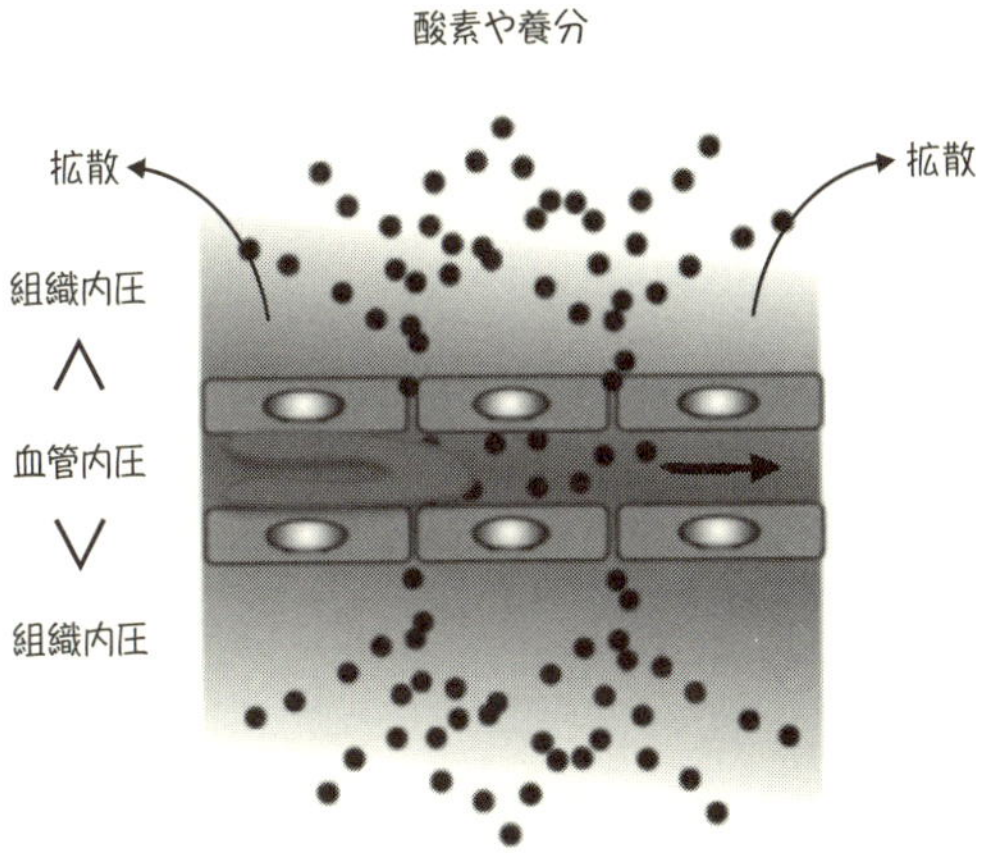

の隙間から出て行った酸素や栄養分は、外の組織にサーッと吸収されていきます。このしくみは、「拡散」あるいは「浸透性」と呼ばれ、非常に効率がよい方法といえるでしょう。組織の二酸化炭素や老廃物を回収することも、毛細血管の重要な仕事。毛細血管がどのように老廃物かそうでないかを認識するのか？　それはまだ不明なのですが、「酸化」に対する感知能力があるのではないかと推測されます。酸化した物質を血管内皮細胞に引き寄せるような機能があるのかもしれません。

毛細血管はホルモンの情報を伝達する

近頃、健康番組などで「臓器連関」という言葉が注目されています。人間の体内で起こっている、さまざまな臓器の代謝活動は、それぞれ無関係ではなく、より効率よく行われるように、臓器間で密接に連関し、調節されているという概念です。

現在では、脳と内臓、臓器同士など、さまざまなパターンの臓器連関についての研究が進められています。それらの情報を伝えるのは、サイトカインやホルモン（またはホルモン様物質）などです。

たとえば、血糖値が高くなるとインスリンが分泌される。レプチンが分泌されると食欲が抑制される――などと聞いたことがあるでしょう。インスリンとレプチン、どちらもよく知られたホルモンです。インスリンは、膵臓《すいぞう》のランゲルハンス島のβ細胞から分泌され血糖を調節します。また、レプチンは脂肪細胞から分泌されて視床下部にはたらき、食欲を抑制します。

それぞれの臓器や場所でつくり出されたホルモンは毛細血管内に放出されます。これらのホルモンは毛細血管によって、運ばれていきます。**全身に張り巡らされた毛細血管は、それらをキャッチして、連関する臓器や組織に浸みこませる形で届ける**のです。

さらに面白いことには、膵臓や肝臓など、臓器によっては独特の方法でホルモンの受け渡しを行っています。詳しくは第2章で説明しますが、臓器にぴったりとくっついて、毛細血管側に開いた窓からダイレクトにホルモンを受け取ることもあります。

より効率よく、的確に情報を受け取り、全身を巡って必要とされる場所に届ける。これらは、毛細血管ならではのはたらきといえるでしょう。

毛細血管は免疫にはたらく

34ページでも書いたように、血液成分である白血球は免疫にはたらきます。体内に細菌などの異物が侵入したときに排除してくれるのです。

白血球は、血液にのって全身に運ばれ、異物を感知すると攻撃をしたり、仲間にその情報を伝えます。

毛細血管が体のすみずみに行き渡っているということは、白血球が細部までパトロールできるということです。

実際に異物を攻撃するのは、静脈と毛細血管をつなぐ細静脈の門から出されるリンパ球などの免疫細胞。しかし、毛細血管の一部からも、免疫にかかわる成分が分泌されることがあり、免疫活動をサポートするといわれています。

人間の免疫には壁細胞が多くついた毛細血管や細静脈ならではの特殊なしくみがあります。がんや異物、細菌が侵入したら、血管内皮細胞が反応して、リンパ球に対する接着因子を分泌。ローリングをさせながら移動し、血管内皮細胞同士のかすかな隙間を見つけて、壁細胞の後ろに隠れます。その後、壁細胞同士の間を通って、血管外に出ていきます。白血球とともに外に漏れる血液成分を、最小限にするためのしくみです。

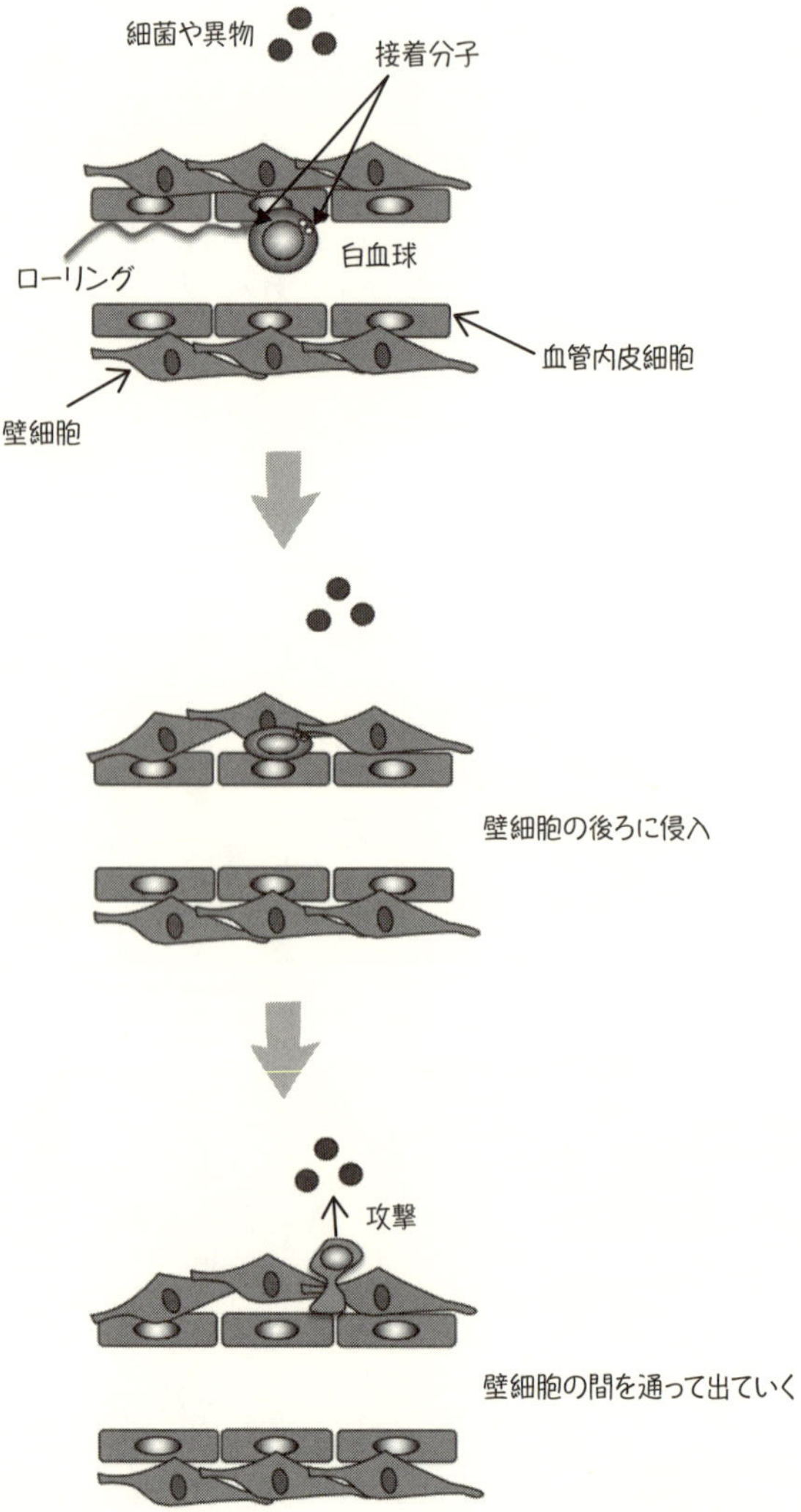
細菌や異物
接着分子
白血球
ローリング
血管内皮細胞
壁細胞
壁細胞の後ろに侵入
攻撃
壁細胞の間を通って出ていく

毛細血管は体のバランスを保つ

毛細血管には、体温を維持するというはたらきもあります。日本列島上でも、マイナス40℃から40℃超えまでの外気温の幅があります。この激しい温度差にあっても、常に体温は36℃前後に保たれています。これ自体が実はすごいことなのです。

心臓から送り出された血液は、内臓の中で温められ、血管を通って体の末梢まで届けられますが、その間に、血液は徐々に冷めてしまいます。できるだけ、血液の温度を維持するためには、毛細血管がスムーズに血液を流すことが必要です。

その調節をしているのが自律神経です。外気温に対応して、交感神経や副交感神経が作用し、血液量を調節する筋肉をコントロール。**血流によって、血液の温度が下がらないようにして、体温を維持している**のです。

高体温は脂肪の代謝を促進します。脂肪は燃えるまでに時間がかかるので、代謝促進がないと、体内に蓄積し肥満につながります。また、体温が高いと免疫力がアップするともいわれています。

私たちは健康な時に平熱であることを、当たり前のように思っていますが、実はそこにも毛細血管の緻密なはたらきがあったのです。

毛細血管はなぜゴースト化するのか

動脈と静脈をつなぎ、全身にくまなく行き渡っている毛細血管。37兆個の細胞すべてに酸素と栄養を運び、不要となった物質や二酸化炭素を回収する。ホルモンなどの情報を届け、体温を一定に保つ——毛細血管は、実に多くの仕事をしています。

そんな毛細血管も時間の経過とともに変化します。つまり老化です。

通常、加齢とともに、毛細血管は、壁細胞の変性と消滅、それに伴う血管内皮細胞の機能の衰えが起こります。他の細胞と同様に、加齢とともに細胞の分裂機能が低下し、新しい細胞に生まれ変わる（ターンオーバー）能力が消失するためです。また、血管内皮細胞同士や、内皮細胞と壁細胞の接着を促すアンジオポエチン1というたんぱく質の分泌も加齢とともに減り、壁細胞の内皮血管細胞からの離脱が起こりやすくなり、毛細血管が劣化していきます。

これを加速させるのが、高血糖です。

体内で過剰な糖質とたんぱく質が結びつく変化を「糖化」といいます。その結果、体内に焦げのような物質「ＡＧＥ（Advanced Glycation End Products ＝終末糖化産物）」が発生します。このＡＧＥが老化の要因の一つといわれています。

血糖値が高くなるとＡＧＥが発生し、毛細血管の血管内皮細胞の受容体がＡＧＥを取りこみます。すると「活性酸素」が大量に発生。ダイレクトに壁細胞にダメージを与えます。

壁細胞が死滅すると、血管内皮細胞の隙間が開き、そこから血液が組織内に過剰に漏れるようになってしまいます。血液が漏れやすくなると、効率的に酸素や栄養を細胞に届けることができなくなります。また、二酸化炭素や老廃物の回収もできず、組織にそれらが

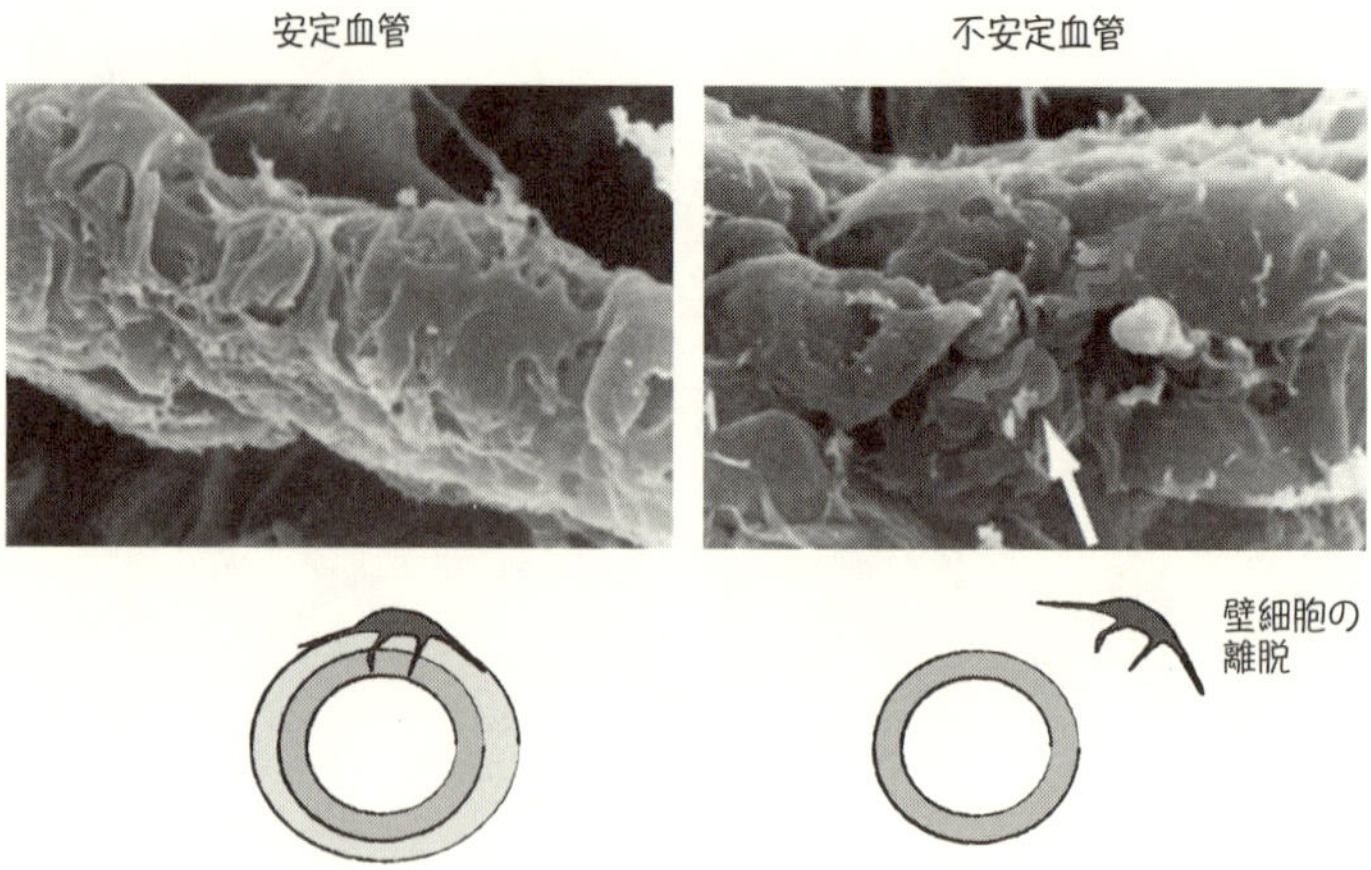

kubo ら　Blood, 2000

蓄積していく状態が続きます。

「血液が過剰に漏れる」と聞くと、ちょっと怖い感じがするかもしれませんね。でもこれは、酸素や栄養を渡すために本来開いているべき隙間が広くなりすぎて、血液成分の血漿などが必要以上に漏れてしまうという意味です。血管が破れたり壊れる感じではありません。また、痛みなども感じることはありません。ただ、痛みを感じないからこそ、ゴースト血管はやっかいなのです。自分の知らないうちに、少しずつ全身の毛細血管がゴースト化していきます。22ページのチェックリストにある症状によって、はじめてゴースト血管を自覚する人は多いと思います。そうなる前に、毛細血管のダメージに対して、気をつけていただきたいと思います。

また、高血圧、脂質異常症などによっても、血管はダメージを受け、弾力性が失われます。これも毛細血管の老化です。**毛細血管の老化が加速されると、血管はあるのに、きちんと血液が流れていない「ゴースト血管」になる**のです。

最新の研究によって、ゴースト血管は、がんや認知症、骨粗しょう症などの病気と関連していることがわかってきました。生活習慣病のリスクも高くなります。

ゴースト化は病気になるリスクが高まるだけでなく、病気の治癒率も低くなります。本来血液によって運ばれる薬が届かないため、効かなくなるからです。

毛細血管の数自体も年齢とともに減少します。たとえば皮膚では60~70代の人は、20代の人と比べて、表皮まで到達している毛細血管の数が約40%も減少していたという報告もあります（参考資料②）。

しかし、毛細血管は伸ばすことも可能です。詳しくは第5章で紹介しますが、**加齢によって減ってしまったとしても、適切な生活習慣によって毛細血管の構造を改善させ、また伸ばすことができる**のです。

column
@
高倉Lab

がん治療にも応用される「アンジオクラインシグナル」

アンジオクラインシグナルとは、血管内皮細胞から分泌される、さまざまな生理活性物質（因子）のこと。

血管内皮細胞から分泌されるこのようなアンジオクラインシグナルは、毛細血管周囲の臓器の生存や維持に重要な機能をしています。

毛細血管は、全身を流れる酸素や養分を単に運搬するという役割だけでなく、アンジオクラインシグナルの分泌によって、臓器の形成や維持に必須の役割を示すことが明らかにされてきました。

つまり、このアンジオクラインシグナルを制御して、組織の再生を誘導したり、臓器老化を抑制したりする。あるいは、がんでは、がんのもととなるがん細胞の維持がなされている現場（適所…ニッチともいいます）を壊して、がん治療に応用する方法も開発されています。

第2章

ゴースト血管と病気

血管がゴースト化すると全身に悪影響が！

毛細血管は人間のもつ最大の臓器で、全身に行き渡っています。

だからこそ、**毛細血管がゴースト化することでダメージを受けると、全身にその悪い影響が及ぶことになります。**

加齢によって血管がゴースト化すると、さまざまな変化が起こります。

たとえば、長く歩いていると息切れする。これは、血管が若い頃のように酸素を大量に運ぶことができないからです。あるいは、運動して疲れがとれないのは、発生した乳酸という老廃物がなかなか回収されないから。これらは健康な人でも、加齢とともに起こる現象です。

「年のせいかな？」

と、**笑い飛ばしている加齢による変化の多くは、ゴースト血管によるもの。**それが重篤化すると、「加齢に関連する病気」につながります。

この章では、皆さんが気になる病気とゴースト血管の関係について解説していきます。

重い便秘はゴースト血管のせい？

食べたものを消化して、栄養を吸収するという役割を担っているのは小腸。消化管の中でもっとも長いのは、それだけ重要なはたらきをしているからです。

小腸の中では、毛細血管はメッシュのようになり密集しています。できるだけ多くの栄養を吸収するために、適した構造になっているのです。

腸内の毛細血管がゴースト化すると、血液成分が漏れやすい状態に。腸全体の粘膜がむくみ、蠕動《ぜんどう》運動も弱くなります。しっかり栄養を摂っているのに吸収されないため、栄養障害を起こすこともあります。

十分に栄養のある食事を摂っているのに効果が感じられない……そんな人は、腸内の血管がゴースト化しているのかもしれません。

腸が蠕動しないと、便秘のリスクが高まります。便秘そのものは重い病気ではありませんが、習慣化すると腸内細菌の状態が異常になり、それがきっかけとなってがんや肝臓疾患につながることもあるので、軽視してはいけません。

毛細血管の減少が肝硬変の原因に!?

肝臓は、薬やアルコールを吸収し、中に含まれる物質を分解・吸収する臓器。肝臓の機能低下は、他の臓器にも深刻な影響を与えます。

胃腸で吸収された栄養は、門脈から肝臓へ送られます。肝臓は毎分1・5ℓも流れこむ血液の中から、物質を代謝したり貯蔵したり……。一説では500以上もの機能があるといわれています。

肝臓の内部にある毛細血管は、他の臓器とは異なり、肝臓の細胞とぴったりくっついてやりとりをしています。血管内皮細胞に開いた穴から、肝臓の中の細胞に栄養と酸素を送り、老廃物を受け取っています。毒性物質を解毒できるのは肝臓だけなので、このような特別なシステムになったと考えられます。

肝臓は毒性物質にさらされているために、血管内皮細胞は常に死の危険と隣り合わせになっています。そのため肝臓の門脈内には、肝臓の細胞と直接コンタクトをしている類洞血管の血管内皮細胞を活発に産生する血管内皮幹細胞が豊富に存在しています（参考資料③）。

毛細血管は肝臓を維持する機能もあるため、「アンジオクラインシグナル」（54ページ参照）というシステムによって、肝機能の維持にも深くかかわっています。

近年では、肝臓内の毛細血管の減少と、肝臓の線維化は密接な関係があることがわかりました。肝線維症が重症化すると、肝硬変につながります。肝硬変になってからの治療で完治させるのは非常に難しいため、一部の病院では、初期の段階で毛細血管を増やして肝臓の機能低下を防ぐという治療も行われています。

腎機能の低下はゴースト血管が招く

人体の組織や細胞は、水分に浸された状態にあります。体液の電解質などの濃度を一定に維持するためには、体内の水分を常に調節しなくてはなりません。水分を排泄し、体液の調整を行っているのが腎臓です。

腎臓はだいたい肘の高さにある1対の臓器。一つが150gほどの小さなものです。**腎臓にも大量の血液が送られてきて、それをろ過するのが腎小体、それに続く尿細管とで構成されています。**

大動脈から分かれた腎動脈が細かく枝分かれして腎小体に。その中で、毛細血管がとぐろを巻いた状態(糸球体)を形成しています。この中でゆっくりと血液は流れ、ろ過されるのです。ろ過された液体は、ボウマン嚢に入り尿細管へ。その間に約99％が再吸収され、残りの1％が尿として排泄されます。1日で160ℓの血液をろ過し、約1・5ℓの尿を排泄するという腎臓は、すぐれたろ過装置といえるでしょう。

毛細血管がとぐろを巻いて腎臓の中に高密度に詰まっているのも、より効率的にろ過を行うためです。もしも、ろ過できなくなったら、毒性物質を含んだ血液が全身を巡ることになります。それらが細胞や組織にダメージを与えると、老化や病気につながります。

腎臓病の中でもっとも多いといわれる慢性糸球体腎炎は、糸球体の炎症によって、たんぱく尿や血尿が持続する病気です。むくみやめまい、高血圧などの症状もあり、病因が不明のため根本的な治療法が確立されておらず、食事療法や薬物療法が行われています。

慢性糸球体腎炎の原因の一つに、糸球体のゴースト化が考えられます。高血糖などにより糸球体の血管内皮細胞を取り巻く壁細胞がはがれて、本来漏れてはいけないたんぱく質などを排出してしまうのです。

体液のホメオスタシスを維持する糸球体がダメージを受けると、病気や老化の最初のトリガーになりやすいことも報告されています。腎臓は、全身の臓器に影響を与える臓器。

「老化中枢」といってもいいでしょう。

ゴースト血管が糖尿病の原因に!?

2016年、日本の糖尿病人口が、はじめて1000万人の大台に乗ったことが報じられました。糖尿病患者数は、統計を始めた1997年の690万人から、右肩上がりで推移しています。糖尿病は、まさに国民病といえるでしょう。

糖尿病とは、体内の血糖値が高い状態が続く病気です。

尿に糖が出ることが問題ではなく、高血糖になり血液中の血糖値が高い状態が持続することが問題です。つまり、**糖尿病とは血液や血管にかかわる病気**なのです。

また、糖尿病が深刻なのはその合併症です。

血管から出血し浸み出たたんぱく質や脂質が目の網膜に沈着する「網膜症」、高血糖により腎臓の糸球体のはたらきが悪くなる「腎症」、そして高血糖により神経線維に障害が起こる「神経障害」。これらは糖尿病の三大合併症といわれています。

糖尿病は動脈硬化も加速するため、心筋梗塞や脳梗塞のリスクも高くなります。歯周病や認知症、うつ病などにもつながる危険性があります。

糖尿病患者の9割は「2型糖尿病」です。初期段階ではまったく自覚症状がなく、ゆっくりと症状が表れるため、受診が遅れてしまう場合も多いようです。しかし、前述したように、糖尿病の背後にはさまざまな重篤な病気が潜んでいるため、早期治療が重要です。

近年では、若年層の糖尿病患者の増加が問題視されています。若いうちから糖尿病にならないように、生活習慣に気をつけましょう。40歳を超えると糖尿病のリスクが高まるので、さらに要注意です。

毛細血管のゴースト化は、糖尿病にも深くかかわっています。

私たちが食事によって炭水化物（糖質）を摂取すると、消化されてブドウ糖（グルコース）というエネルギーになり、血液中から全身の細胞に取りこまれます。血糖値とは、血液中のブドウ糖の量のことです。

通常、血糖値はインスリンなどのホルモンによって調節されています。インスリンは、膵臓のランゲルハンス島から分泌されます。ランゲルハンス島は3gに満たない組織ですが、膵臓の血流の約10％を受けています。

高血糖を防ぐインスリンの分泌は、即座に行われなくてはいけません。そこで、血液を運ぶ毛細血管の血管内皮細胞と膵臓の細胞はぴったりと密接した状態にあります。血管の中を流れている血液成分が、内皮細胞に開いた穴から膵臓の細胞にダイレクトに感知できるようなしくみになっているのです。異常を感じたら、すぐさまランゲルハンス島からインスリンを分泌。高くなった血糖値をコントロールします。

糖尿病の原因には、インスリンの分泌ができない、あるいはインスリンの効きが低下していることがあります。それには、膵臓とつながる毛細血管も大きく影響しているはず。血管内皮細胞の活性を上げると、インスリン抵抗性が改善し、寿命が延長するという動物実験データもあります（参考資料④）。**加齢とともに毛細血管がゴースト化することによって、糖尿病になるリスクも高まる**といえるでしょう。

ゴースト血管と肺の病気

私たちの鼻から入った空気は、喉頭から気管、気管支を経て肺に送られます。肺の中で、空気中の酸素と血液中の二酸化炭素が交換（ガス交換）されます。ここで活躍するのが、肺の中の毛細血管です。

肺の中はスポンジのような構造をしています。肺胞という小さな空洞がたくさんあり、空気がここに入ります。肺胞の直径は約２００μｍで、全部で約5億個あり、その表面積は最大で約１００㎡以上に広がるといわれています。

肺胞の表面はびっしりと毛細血管で覆われており、ほとんど血液に浸かったような状態です。肺胞と毛細血管の間は薄い壁に隔てられ、そこを通してガス交換が行われています。

酸素は毛細血管の中に入りこみ、赤血球に取りこまれて全身の細胞に届けられます。二酸化炭素は毛細血管を通じて静脈、心臓を経て肺の中に入り、肺胞を覆う毛細血管に届けられます。肺胞に取りこまれた二酸化炭素は、吐気として体外に排出されます。このようなガス交換を自由に、そしてスムーズに行うために、肺の毛細血管は、他の臓器と異なり、壁細胞がかなり少なく、血管内皮細胞への接着も少ない状態です。もともと少ないところに、壁細胞の減少が起こると、ダメージもかなり大きくなります。階段を上がるだけで、息苦しくなる人は要注意です。

肺胞を覆っている毛細血管がゴースト化すると、血管内皮細胞に異物が侵入するリスクが高まり、炎症を起こしやすくなります。マクロファージという炎症性細胞の侵入が多いと、少量のウイルスや細菌にも反応し炎症を生じてしまいます。

近年では加齢関連疾患として認定されている「肺炎球菌」なども、肺胞の血管のゴースト化がその原因のひとつではないかと考えられます。

肺と毛細血管は密接にかかわっているだけに、ARDS（急性呼吸窮迫症候群）をはじめとする肺疾患にゴースト血管は強く関係しているといえるでしょう。

アトピー性皮膚炎も血管病!?

かゆみが激しい慢性の皮膚炎――アトピー性皮膚炎は、乳幼児期に多い病気。近年では「大人のアトピー性皮膚炎」も増えています。

アトピー性皮膚炎は、アレルギーを起こしやすい人、皮膚のバリア機能が弱い人などに多く見られる、皮膚の炎症を伴う病気です。

アレルギー発症のしくみは、花粉やダニ由来のたんぱく質など、アレルゲン（アレルギーの原因物質）に肥満細胞が反応し、ヒスタミンなどの生理活性物質を放出して、周囲に炎症が引き起こされることだといわれています。

実は、アトピー性皮膚炎にも毛細血管がかかわっています。

アトピー性皮膚炎の患者さんの体内には、異常な毛細血管が増加していることがわかりました（参考資料⑤）。血管新生により誕生した、未成熟な毛細血管（血液成分が漏れやすい）です。

それによって、炎症性細胞のマクロファージが活性化。肥満細胞が反応しヒスタミンが放出されやすくなり、知覚細胞が常に刺激されて、異常なかゆみが起こります。ヒスタミンは血管の漏れも誘導するので、炎症状態が継続してしまいます。

従来、アトピー性皮膚炎の原因については、皮膚のバリア機能障害や免疫調節機能の障害などの諸説がありました。毛細血管との関係が解明されることによって、新たな治療法が生まれるかもしれません。

過剰な毛細血管がリウマチを悪化させる

関節リウマチは、30～50代の女性に多い病気です。

関節リウマチは、関節が炎症を起こし、軟骨や骨が破壊され関節の機能が損なわれます。

進行すると、関節が変形し、日常生活にも支障が出て介助が必要になるなど、機能障害につながります。

関節リウマチの主な症状である、関節の腫れと痛みは、免疫のはたらきに異常が生じたためと考えられます。免疫異常により、誤って自分自身の細胞や組織を攻撃。それによって炎症が起こり、関節の腫れや痛みとなるのです。

この免疫異常に、血管新生による未成熟な毛細血管がかかわっていることがわかりました（参考資料⑥）。最初は、炎症を止めるために血管新生が起こります。しかし、壁細胞と血管内皮細胞の接着がゆるい未成熟な血管のため、血液成分が漏れてしまいます。

その状態のまま血管新生が止まらなくなり、さらに毛細血管が増え続け、炎症も続くのです。

血管内皮細胞同士の接着や、壁細胞と血管内皮細胞を接着させれば、ある程度炎症を止めることは可能でしょう。ゴースト血管の修復によって、関節リウマチの改善・抑制ができると思われます。

骨粗しょう症もゴースト血管が原因

私たちの体を支えている骨は、成長期を過ぎると大きさも変わらず、硬いため、変化に乏しい組織のように思えます。

しかし、骨も血液と同様に細胞を含む組織で、繊維とカルシウムでできており、新陳代謝を繰り返しています。骨髄の中では、赤血球や白血球、血小板などの血液の成分をつくっています。また、カルシウムの貯蔵庫としての役割も果たしています。

今まで、骨粗しょう症は、女性ホルモンの分泌低下や腸管でのカルシウムの吸収が悪くなったことが原因とされてきました。

しかし、2014年に発表された論文によって、**骨粗しょう症の原因がゴースト血管にもあることが明らかにされました**（参考資料⑦）。

骨の先端部にある海綿骨は、関節のクッションとなる部分。加齢とともにこの海綿骨が崩れることが、骨粗しょう症の初期症状と考えられてきました。実は、この海綿骨の周囲にも毛細血管が大量に存在していたのです。ここの毛細血管がゴースト化すると、動脈から届いた栄養と酸素が行き渡らず、新陳代謝が行われなくなります。骨は生まれ変わることができず、だんだんとすり減っていく「骨粗しょう症」が発症していたわけです。

毛細血管の血管内皮細胞からは、ＮＯＧＧＩＮというサイトカインが、骨の細胞にアンジオクラインシグナル（54ページ参照）を送っていて、それによって骨芽細胞が新しい骨をつくっていたのです。毛細血管がゴースト化すると、そのサイトカインが届かなくなり、骨をつくることができなくなります。

もちろん、ビタミンD不足など、他の要因もありますが、ゴースト血管が骨粗しょう症の原因の一つだったという発見は、非常に大きなトピックでした。これによって新たな治療法や新薬の登場が期待できます。

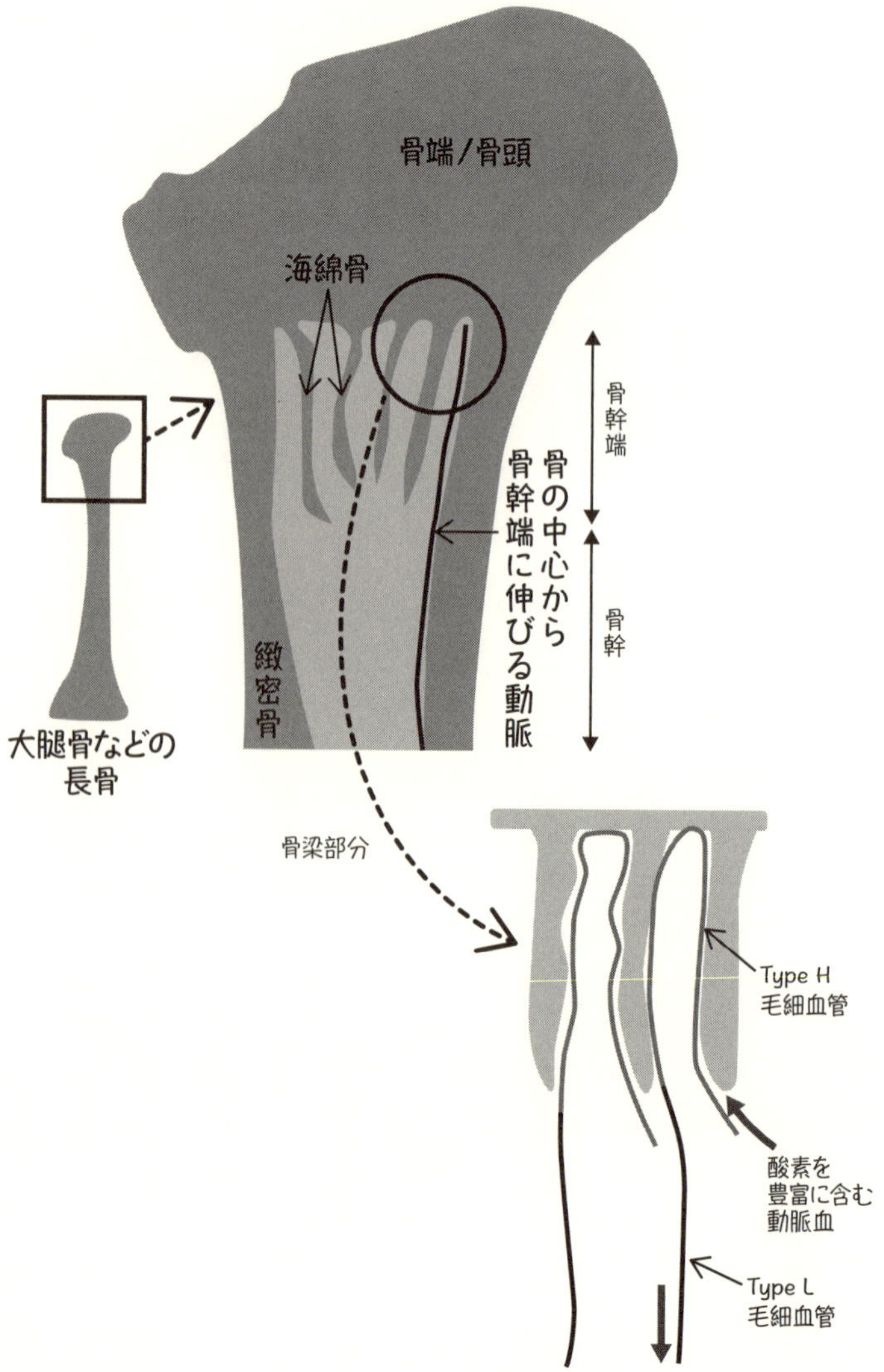
骨端/骨頭
海綿骨
骨幹端
骨の中心から骨幹端に伸びる動脈
骨幹
緻密骨
大腿骨などの長骨
骨梁部分
Type H
毛細血管
酸素を
豊富に含む
動脈血
Type L
毛細血管

ゴースト血管で失明に？

目や鼻、口、耳などの感覚器にも、**毛細血管は酸素と栄養を与えています。毛細血管のゴースト化は、感覚器の不調、老化につながると考えられます。特に、目と毛細血管は密接な関係があります。**目が疲れやすい、目が乾く、近くのものが見えづらくなった……。40歳を過ぎると、目の不調を訴える人が増えてきます。いわゆる「老眼」が始まるのも、この年代です。

それ以外のリスクとして、加齢に伴う目の病気があります。水晶体が濁る白内障や視野障害が起こる緑内障など。さらには、眼底が老化することで起こる網膜静脈閉そく症、糖尿病網膜症なども要注意です。

加齢黄斑変性症も、眼底の変化が原因で起こる病気です。欧米では成人の失明原因第1位の病気で、日本でも近年増加しています。

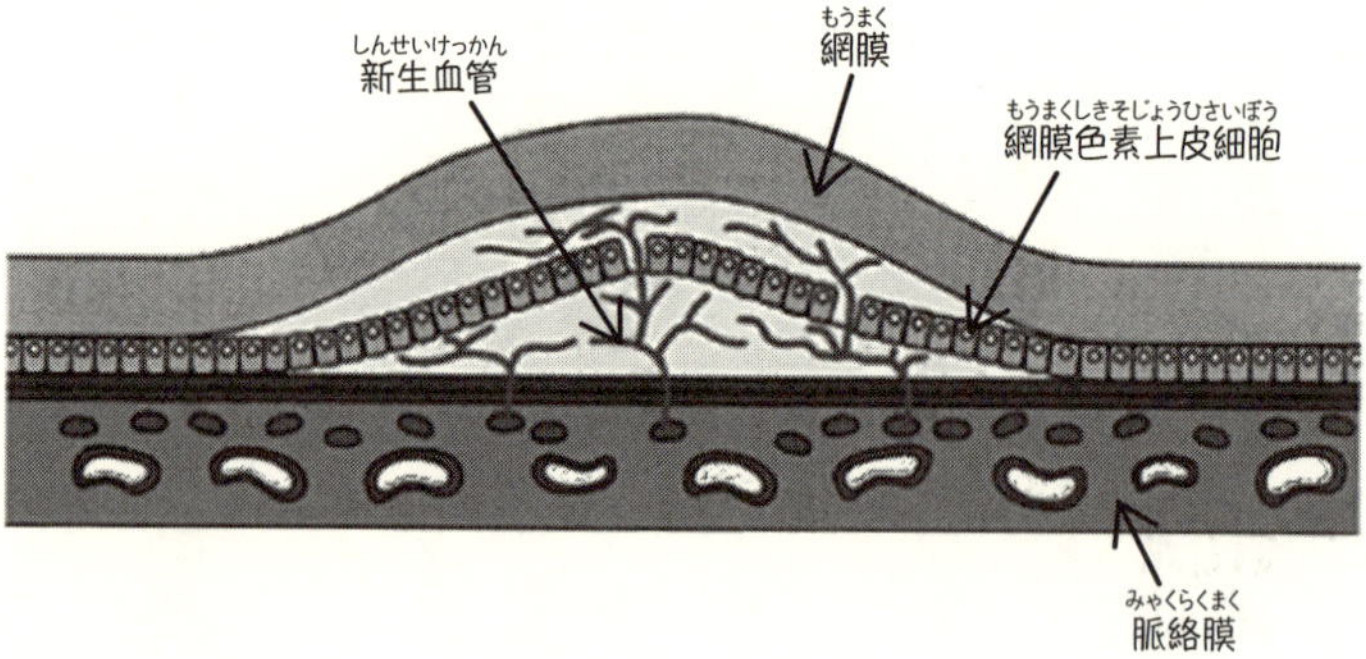

目の網膜とは、カメラのフィルムのようなもの。外からの光が瞳孔や水晶体（＝レンズ）、目の中央にある硝子体《しょうしたい》を通って、網膜に当たって光を感じることができます。光は網膜で電気信号に変換され、脳に伝えられて像を結ぶ――つまり、見えるのです。

黄斑は、網膜の中心にあり、その中心部に光が当たります。黄斑の機能が低下すると、網膜に異常がなくても視力が悪くなります。網膜の下には、網膜色素上皮があり、その下には脈絡膜という組織があります。この部分に毛細血管が存在しているのです。

加齢黄斑変性症は、網膜色素上皮の下に老廃物が蓄積し、それによって黄斑部に障害が起こります。大きく分けると、萎縮型と滲出型の二つの種類があります。萎縮型は、網膜色素上皮が徐々に萎縮して、網膜が障害されます。滲出型は、網膜色素上皮の下や網膜との間に、新しい毛細血管が生まれ（脈絡膜血管新生）、網膜に障害が起こります。

本来は、網膜色素上皮の炎症を止めようとして生まれた血管ですが、加齢した毛細血管には壁細胞が乏しいため、新生血管から血液成分が漏れたり、血管が破れたりすることで、網膜を自ら傷つけてしまうのです。

最近では、緑内障と毛細血管などの関係性を報告する論文もあります。目の中にある液性物質が、きちんと老廃物と一緒に流れていけば問題はありません。**毛細血管ともリンパ管ともいえる眼球の周りに存在する「シュレム管」という血管が機能低下（ゴースト化）することで、水分を回収することができなくなり、緑内障や疲れ目の症状が強くなる**ともいわれています（参考資料⑧）。

認知症の原因はゴースト血管だった！

加齢に関連する疾患の中で、だれもが不安を感じるのは認知症ではないでしょうか。自分というものの拠りどころである記憶を失い、思考することができなくなる。最終的には、日常生活における作業すらも不可能になります。そんな深刻な病気である認知症の中でも、もっとも多いのがアルツハイマー病です。

アルツハイマー病は、かつては脳にアミロイドβというたんぱく質が蓄積することが原因だといわれていました。しかし、最近では、アルツハイマー病の原因の一つがゴースト血管であることが判明しました（参考資料⑨）。

人間の臓器の中でも脳は特別な存在です。神経系の中枢であり、感情や思考、生命の維持など多くの神経活動の中心的な役割を果たします。それだけに、他の臓器のようにフリーアクセスな構造はしていません。

BBB（Blood-brain barrier 血液脳関門）という機構により、脳は守られているのです。BBBを介して、必要な物質を血液中から選んで脳へ供給。また、脳内でつくられた不要な物質を血中に排出することができます。

しかもその構造は複雑で、ダイレクトに吸収されるのは脂質のみ。他の物質にはそれぞれのトランスポーターや受容体を組み合わせることで、脳内への輸送を制御しています。BBBの実体は脳毛細血管で、脳室周囲器官以外では、血管内皮細胞同士が密着結合しています。

近年解明されたアルツハイマー病のメカニズムは、このBBBを形成している毛細血管のゴースト化（血管内皮細胞の機能低下）が、大きな原因であるとしています。毛細血管の壁細胞が失われることで、血管内皮細胞から血液成分が漏れやすくなるのです。

かつて悪玉とされてきたアミロイドβは、脳細胞にとっては必要な物質です。ある程度分泌されないと血管障害が起こります。しかし血管がゴースト化すると、アミロイドβの回収・排出が滞るようになり、脳内にアミロイドβが過剰に蓄積してしまいます。

アルツハイマー病の引き金となるのは、タウというたんぱく質が異常リン酸化して蓄積

し、シナプスに障害を与えることです。シナプスの連動が悪くなり、神経伝達が抑制されて脳機能が低下するのです。

アミロイドβが蓄積して10年ほど経ってから、タウによる神経への毒性化が始まるので、アミロイドβの蓄積は病気が発症する目安として捉えることもできます。アミロイドβの蓄積が始まった時点から、脳の毛細血管を活性化させる薬を投与すれば、認知症の予防、あるいは進行を遅らせることも可能になるでしょう。

現在、欧米にいる多くの認知症専門の研究者たちは、このアプローチによる認知症の予防薬を開発しています。日本でもそれらの薬を利用できることになれば、これからの高齢者の未来が大きく変わるかもしれません。

血管がゴースト化すると抗がん剤が効かない!?

「はじめに」でも触れたように、私の現在の研究テーマの一つが「がん」です。がん細胞が発生し、増殖するシステムを研究する中で、がんとゴースト血管との関係性を発見しました。

がんは、正常な細胞から発生した異常な細胞（がん細胞）が体内で増殖することによって、臓器や組織の機能が衰える病気です。

DNAの暗号のコピーが正常に行われない、あるいは暗号が間違って使われることによって、遺伝子に傷がつき、がん細胞が発生します。DNA変異が増えることによって、悪性度の高い細胞が増殖して周辺に広がります。

通常、細胞は酸素や栄養を使って、中に存在するミトコンドリアがエネルギーを産生します。がん細胞は、周囲に酸素が乏しくても、ミトコンドリアの機能を介さずに、エネルギーを産生します。

つまり、低酸素の状態でも、がんは増殖を続けます。がん細胞の特徴は死ににくいということ。正常細胞のように新陳代謝をするのではなく、増えた分だけ腫瘍組織が大きくなっていきます。

がんの毛細血管は、ゴースト血管と同様です。正常な毛細血管は、血管内皮細胞に壁細胞が一定の間隔で接着しています。がん組織の毛細血管には壁細胞は若干あるものの、ほとんど血管内皮細胞に接着していません。いわば未成熟な血管で、伸びきることもできない血管が増え団子状になり、つながることも難しいのです。そのため酸素や薬剤を運ぶという、本来の機能を果たすことができません。

どんなに効果のある抗がん剤を投入しても、未成熟な血管から薬が漏れ出たとしても、血管内外の圧力を利用した拡散ができにくく、薬ががん組織の深部まで吸収されることは望めないのです。

また、がん細胞が増殖している組織は低酸素なので、もともと酸素の存在が必要な放射線の効果も乏しくなります。

つまり、がん化した組織は、従来のがんの標準治療の効果が期待できない環境にあるのです。その環境とは、すなわち「未成熟な毛細血管」のこと。ゴースト血管を正常な血管に戻すことで、抗がん剤もがん細胞に行き渡ることになります（参考資料⑩）。また、酸素が豊富にある状態になれば、放射線もよく効くようになるでしょう。

さらには、ゴースト血管を正常化させる治療をした上で、免疫チェックポイント阻害剤などを導入すれば、体への負荷が少ない免疫療法によって、がんを治療することが可能になると思われます。

column
@
高倉Lab

がん細胞を増殖させる「がん幹細胞」

神経系などさまざまな組織において、組織幹細胞が血管の周囲に存在することがわかってきました。また、血管が提供する組織の適所（ニッチ）が、組織幹細胞の維持と増殖に重要であることも解明されています。

私たちは、がん細胞の中でも幹細胞性の性質をもつ「がん幹細胞」が、血管のそばに存在し、血管が提供する環境を、がん幹細胞ニッチとして利用して増殖することを明らかにしました。

がん組織の血管は、がん特有の線維芽細胞が近接し、不完全な構造やネットワークを形成するなど、正常血管とは異なる特徴が見られます。そのため、抗がん剤や免疫細胞のアクセスが抑制されていると考えられています。これらを正常化できれば、血管が提供するがん幹細胞ニッチを破壊し、がんのもとになっているがん幹細胞を追い込むことが可能になると考えられます。

私たちは、血管形成の分子メカニズム解析で得られた知見を生かし、がん根治のための治療法開発に向けて研究を展開しています。

たとえば、がんの組織の低酸素の改善です。がんの中の血管はどれも未成熟で、十分に酸素が組織内に行き渡りません。がん細胞は、この低酸素によって、染色体の不安定が誘導され、がん細胞が低酸素でも生きていけるような遺伝子型を獲得します。特に、酸素を使わなくても生きていけるように「嫌気的解糖系」が使えるようになります。これが、がん細胞のがん幹細胞への形質転換にもつながります。

がん細胞を殺しにやってくる免疫細胞は正常細胞であって、嫌気的解糖系がうまく使えません。酸素が少ない状態では元気がなくなり、がん細胞への攻撃力が減弱します。がんの中の血管を正常にすれば、低酸素が改善して、がん幹細胞の発生を抑制できます。また免疫細胞の攻撃力が回復して、腫瘍免疫が改善します。

私たちのラボでは、このような腫瘍血管の制御を目指しています。

第3章

ゴースト血管と老化

体内の37兆個の細胞に「老化」というイベントが起こる

「人はなぜ老いるのか？」

この普遍的な問いに対して、現代の医学は二つの答えをもっています。

一つは「細胞の老い」です。

私たちの体を構成している37兆個の細胞。その一つひとつに老化というイベントが起こっているという考え方です。

遺伝子を格納している染色体。その末端には「テロメア」という特殊な構造をもつDNAがあります。DNAは二重らせん構造で、その末端は二重らせんがむきだしのため酵素に分解されてしまいます。そこで、テロメアという構造によって守っているのです。

細胞が分裂を繰り返すたびに、テロメアはどんどん短くなっていきます。つまりテロメアがなくなったときが、体細胞が分裂できる限界ということです。だいたい50～60回テロメアを使い切ると、細胞分裂ができなくなり細胞内のミトコンドリアなどの器官が劣化をして死んでしまう。細胞死をするわけです。

人間の体内には、テロメラーゼという酵素があり、細胞分裂で失われたテロメアの修復を行っています。つまり、テロメラーゼが多く分泌されれば、テロメアは短くなりません。**テロメラーゼをはたらかせることが、アンチエイジングにつながるということもいえるでしょう。**

もう一つは「個体（臓器）の老い」です。

体中で、細胞の老いが積み重なることで、低酸素や低栄養の状態が続き、臓器全体が老化していくということです。これは毛細血管とも関連する現象です。全身に酸素と栄養を届けている毛細血管の機能が低下することで、臓器は衰えていきます。この過程をいわゆる「病気」と捉えてもいいでしょう。ほとんどの場合、機能の低下は全身でほぼ同じ時相で起こってくるので、老化に対する血管の影響は非常に大きいと考えられます。

人間の老いを促進させる原因としては、「糖化」と「酸化」があげられます。

「糖化」は体のコゲ

糖化とは、食事から摂った余分なブドウ糖が、体内のたんぱく質と結びついて、細胞を劣化させること。高血糖の血液を運ぶうちに、血管の組織は脆くなり、炎症が起こりやすくなります。

特に腎臓の糸球体に傷がつくと、腎臓の機能が低下し、体液のろ過装置にもトラブルが発生。ろ過できなかったたんぱく質が尿に混ざった「たんぱく尿」となります。

糖化は、AGE（終末糖化産物）という、いわば「体のコゲ」をつくります。毛細血管の壁細胞はAGEによってダメージを受け消滅すると、毛細血管がゴースト化します。AGEは一度蓄積すると、何十年も分解されずに全身の老化を加速させるので要注意です。

また、高血糖というと、糖尿病のイメージがありますが、それ以外にもリスクはあります。甘いドリンクを一気飲みすることで起こる「一過性高血糖」は、血管を傷つけ老化を促進します。一過性高血糖は若い世代にもよく見られる症状です。アルコールの一気飲みは、将来の老化疾患を考えるとやめるべきでしょう。

糖尿病の患者さんでなくても、食べ過ぎや飲み過ぎによって起こる「グルコーススパイク」（血糖の変動が激しいこと）も、血圧や血管の状態に悪い影響を与えます。

「酸化」は体のサビ

老化を促進するもう一つの原因は、活性酸素。

活性酸素が体内に過剰に発生すると、全身が酸化する。つまり錆《さ》びた状態になります。

活性酸素は日常生活の中で、体内に生まれては消えていくものです。通常、人間の体内には適度な活性酸素が必要です。細菌やウイルスが体内に侵入すると、活性酸素がそれらに反応・結合して破壊してくれます。

私たちの体内にはＳＯＤ（Superoxide Dismutase）という抗酸化酵素が分泌されており、過剰な活性酸素を消去しています。しかし、加齢とともにＳＯＤの産生量は減っていきます。

いくつかある活性酸素のうち、もっとも悪性のヒドロキシルラジカルは、人間の体内の脂質、特にリン脂質に影響を及ぼし、過酸化脂質を発生させます。これが老化やがんなどの病気につながるといわれています。

活性酸素の原因は、私たちの日常の中に蔓延しています。大気汚染や強い紫外線、たばこやアルコール、化学薬品や食品添加物。ストレスやスポーツのやり過ぎでも活性酸素が発生します。

毛細血管、特に壁細胞は活性酸素に非常に弱いので、ダメージを受けやすい。それが、毛細血管のゴースト化につながります。

毛細血管が少ないと老けて見える!?

「人は毛細血管とともに老いる」のならば、血管年齢は見た目年齢と比例するのでしょうか。いわゆるアンチエイジング的には、非常に注目度が高いテーマです。

私は、大手化粧品会社と皮膚と毛細血管の関連について共同研究をしていました。その中で、マイクロスコープで接写した肌の状態（シミ、シワなど）と、毛細血管（ゴースト血管）の状態は、ほぼ比例しているという実例を多く見てきました。

また、動脈硬化の専門でアンチエイジングにも詳しい愛媛大学の伊賀瀬道也教授は、自らがセンター長を務める愛媛大学医学部附属病院抗加齢・予防医療センターで、「抗加齢ドック」を行っています。その中で、ドックを受診した地域住民の273人の「見た目年齢と血管年齢」の相関を調べました。

写真データ（平均年齢67歳の273人、女性が6割）から、60歳以上の人に接する機会

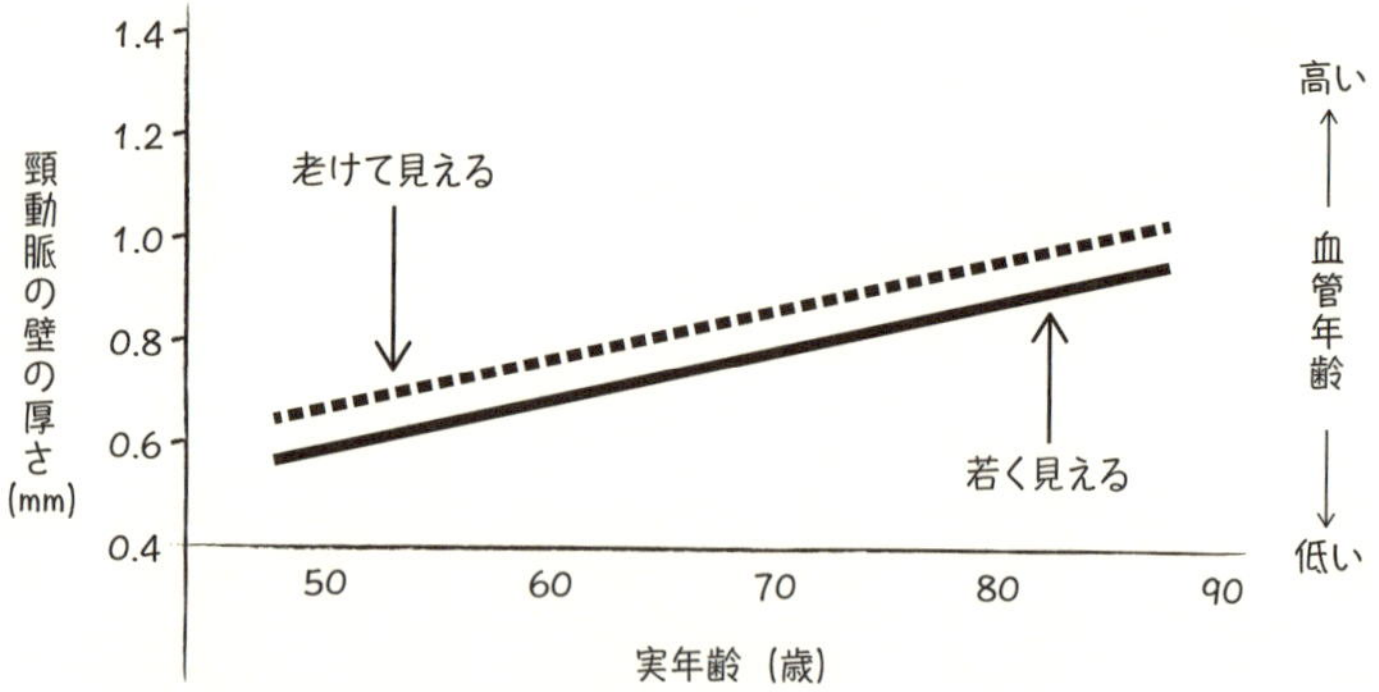

頸動脈の壁の厚さ（動脈硬化の進行度）と見た目年齢の相関性を観察すると、血管年齢の高齢化と見た目年齢は比例関係にあることが示されています。
（愛媛大学医学部附属病院抗加齢・予防医療センター・伊賀瀬道也センター長提供）

の多い大学病院の老年病専門病棟の女性看護師20人が、見た目年齢を評価。

その評価結果をもとに、抗加齢ドックでの頸動脈エコーの検査結果との関連を検討しました。

それによると、「見た目年齢が高い」（老けて見える）対象者では、「見た目年齢が低い」（若く見える）対象者と比較して、女性では平均5歳、男性では8歳、血管年齢が高いという結果が得られたそうです。

このスタディ以外にも、「毛細血管の量と見た目年齢との一致」など、見た目と血管との関連のエビデンスを示す論文はたくさん発表されています（参考資料⑪）。

毛細血管と肌の深い関係

人の見た目年齢を決めるポイントの一つが肌の状態です。

それが社会に浸透しているからこそ、いつまでも若くありたいと願う女性たちは、スキンケアに余念がないのでしょう。美しさ、若さを実現するためには、肌を健やかにする必要があることを本能的に知っているのかもしれません。

現実的に、人体の組織の中で、もっとも外的ストレスにさらされているのが肌です。成人の肌の表面積を計算すると、約1・7㎡（身長170㎝に体重60kgの場合をデュポア式で計算）。簡単に「畳1畳分」といわれています。

そのすべてとはいえないまでも、顔や首、腕などの外にさらされている部分の肌は、かなりの量の紫外線にさらされています。活性化ビタミンDを産生するために紫外線は必要なもの。でも過剰に浴びると活性酸素が発生します。女性がUVケアに励むのは、美と若々しさを求めるだけでなく、潜在的な生存本能からかもしれません。

肌は、表皮部分が角質層、顆粒層、有棘層、基底層とあり、その下に真皮、皮下組織という層が重なった組織があり、基底層では新しい細胞がつくられます。古い細胞は、表皮の上層に押し上げられていきます。最上層の角質層に至り、古い細胞はアカとなって剥がれ落ちます。

肌の毛細血管は、真皮までしかありません。毛細血管が届けた酸素や栄養は真皮から直接表皮部分に送られます。距離が離れるほど細胞死が起こりやすいため、肌が剥がれやすくターンオーバーがすみやかに行われます。**もしも表皮まで毛細血管が届いていたら、肌が剥がれずに厚くなっていくので、老化が加速します。この毛細血管が届かないという構造によって、きめの細かい肌を維持できているのです。**

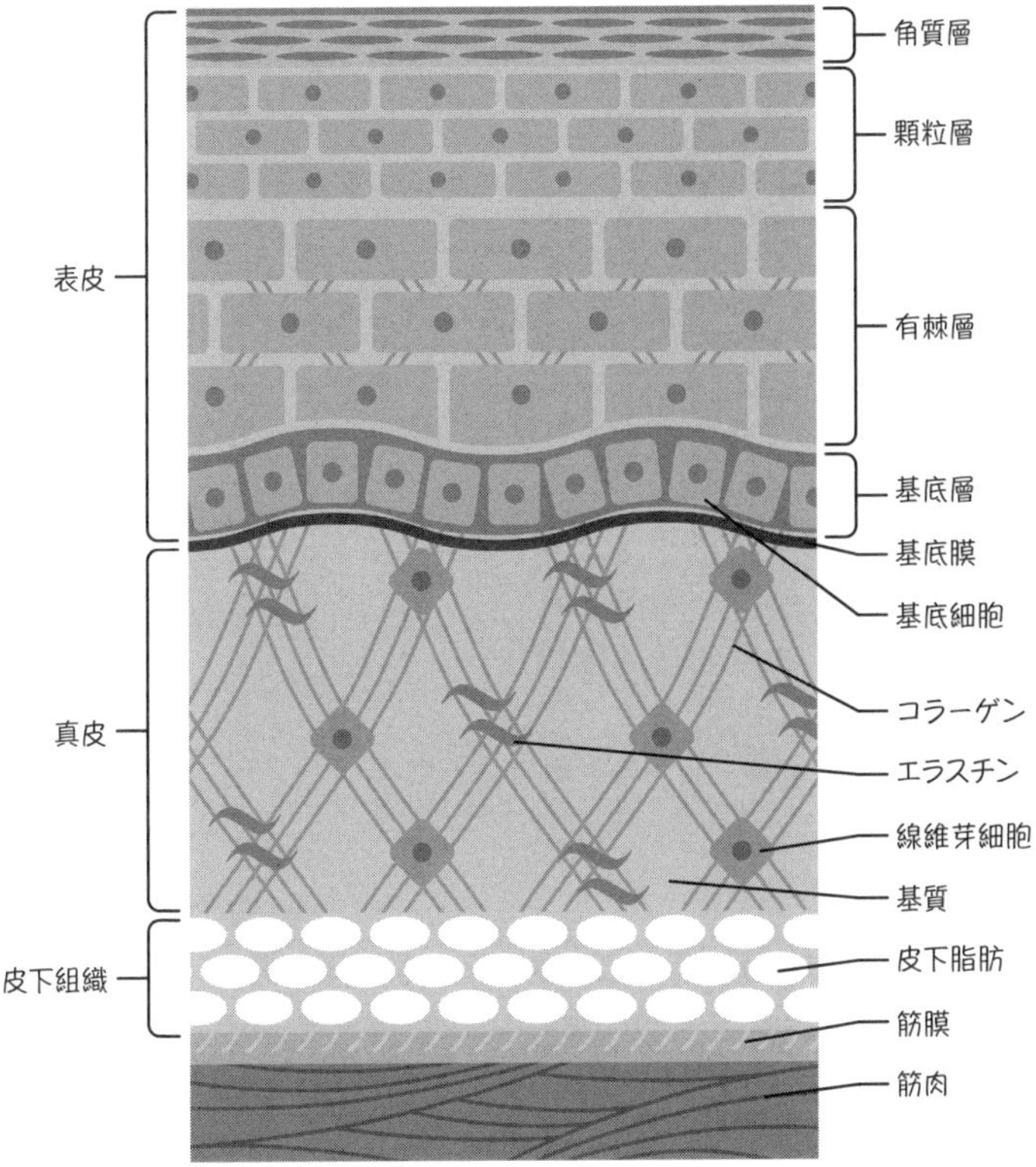

皮膚の構造は、表皮、真皮、皮下組織という3階層。毛細血管は真皮までしかないので、栄養が届きづらい表皮部分は細胞死が起こりやすく、ターンオーバー（代謝回転）が行われる。

●シミやくすみ

表皮にある角質層は、皮膚の大敵である紫外線を反射させ、体内に侵入させないために吸収させます。それでも、紫外線によって産生された活性酸素は、皮膚の細胞を攻撃。皮膚内のメラノサイトが対抗します。この時、メラニンという色素成分が発生します。通常メラニンは、肌の新陳代謝によって排出され、食細胞・マクロファージが食べて消去しています。

毛細血管がゴースト化すると、血管から漏れやすくなった老廃物を回収するために、マクロファージが稼働します。

そこで紫外線を浴びると、マクロファージに伴い、メラノサイトも活性化。メラニンが増加します。マクロファージは、老廃物の処理に忙しく、メラニンを食べることができなくなります。処理されなかったメラニンはシミとして肌の表面に現れます。

●シワ

肌の真皮部分では、線維芽細胞からコラーゲンやエラスチンというたんぱく質がつくられます。肌にはりと弾力を与えるコラーゲンは、2~6年かけて新陳代謝が行われます。毛細血管がゴースト化すると、血液成分が多量に漏れ、血管が消滅したりします。すると栄養が届かずに線維芽細胞にダメージが与えられ、コラーゲンがつくられなくなる。これがシワのできるしくみです。

●たるみ・むくみ

ゴースト血管によって、酸素や栄養が運ばれないと、コラーゲン、その線維をつなぐエラスチンの代謝が遅くなり、量も減少するため、肌のたるみを招きます。

また、真皮部分にある健康な毛細血管から漏れ出た水分や老廃物は、リンパ管が受け取って、静脈から動脈へ、そして腎臓から体外に排出されます。ゴースト血管になると、漏れが過剰になって、リンパ管の受け取りが追いつかなくなります。組織内には回収されない水分や老廃物が貯まってしまう。これが肌のたるみやむくみにつながります。

毛細血管の減少が薄毛の原因に！

肌と同様に、人の見た目年齢の目安となるのが髪。

男性だけでなく、近年では女性にとっても薄毛の悩みを抱える人が増えているようです。薄毛の原因は、ホルモンバランスの悪化やストレスなど、諸説あるようですが、最近ではゴースト血管も薄毛と関係があることが示唆されてきています。

髪の根元である毛根を包んでいるのは毛包という組織。髪を包む鞘といわれています。この毛包の周囲には、毛細血管がらせん状に張り巡らされていて、そこから、髪が健やかな状態を維持するために、酸素や栄養が届けられます。

毛乳頭を包む毛球部には、毛母細胞が存在します。**毛母細胞は毛細血管から栄養を吸収し、新陳代謝を繰り返して毛髪を形成していきます。**

毛包は皮膚の幹細胞からできていて、もとになる細胞が増えないと維持できません。たくさんの毛細血管から大量の酸素と栄養をもらうことで太い毛をつくることができるのです。ところが、**毛細血管がゴースト化すると、酸素や栄養が届かないので、毛包を育てることができず、毛が細くなったり脱毛したりするのです。**

また、毛包の横にあるバルジ部分には皮膚の幹細胞があり、そこから皮膚が生まれることもわかってきました。この部分にも毛細血管がらせん状に巻いており、血管によるニッチ（適所）をつくります。幹細胞はこの局所で守られながら、未分

〈毛包の組織図〉

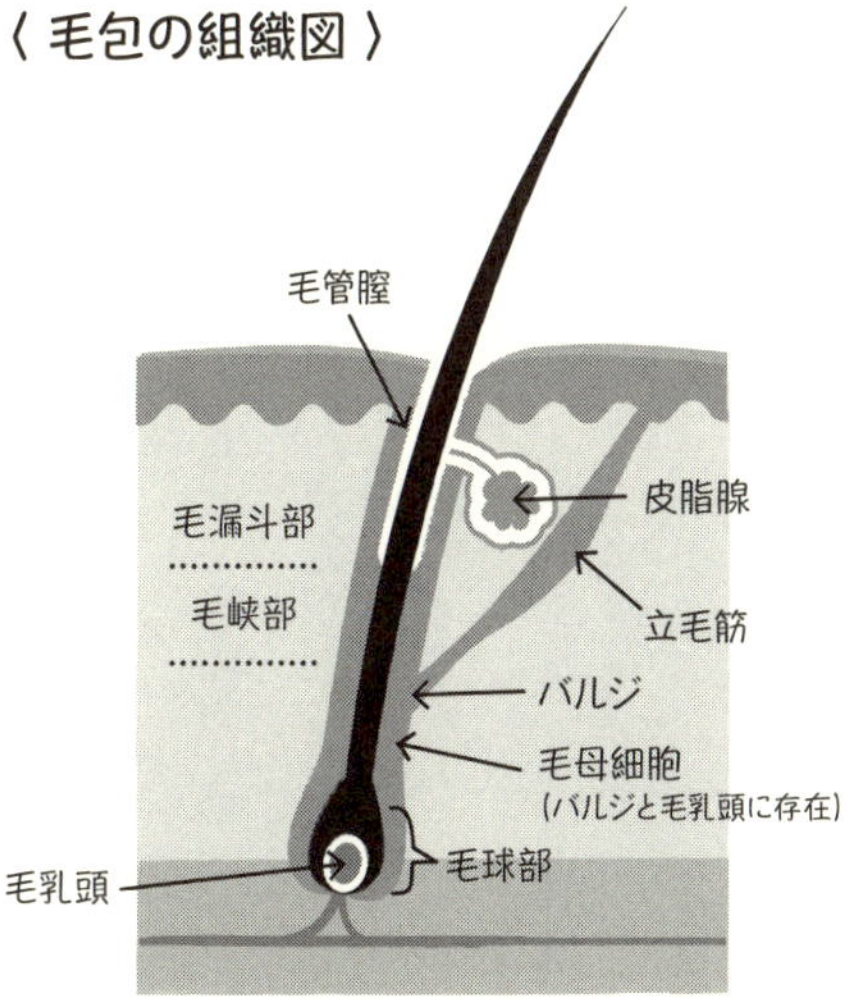

化な状態を維持しています。ここに、アンジオクラインシグナル（54ページ）が機能して、幹細胞を維持するためのたんぱく質を分泌していると考えられます。いわば毛包の卵のような細胞をここに貯めておくわけです。毛細血管がゴースト化すると、幹細胞を維持することができません。毛包は徐々に枯れていき、最終的に脱毛という現象が起こります。

更年期は毛細血管のダメージから起きる

個人差はありますが、女性は50歳前後で閉経を迎えます。この時期をはさんだ45～55歳の約10年間が更年期といわれています。

更年期には、女性ホルモンであるエストロゲンの分泌が急激に減少し、ホルモンバランスが崩れることで、心身にさまざまな不調が起こります。

疲れやすい、肩こりや腰痛、動悸や息切れ、のぼせやほてり、発汗、冷え、もの忘れ、憂うつ、集中力の低下、不眠、イライラ、めまいや耳鳴りなど、症状も人それぞれ。いわゆる不定愁訴と呼ばれるもので、根本的な治療法は確立されていません。

その原因は、卵巣にエストロゲン分泌の指令を出していた脳の視床下部が、突然分泌ができなくなった状態にパニックになり、以前より数倍の指令を出すために、異常な発汗やめまいが起こるといわれています。視床下部は、消化機能や自律神経、体温調節などをコントロールする器官のため、それらの調節もできなくなってしまうのです。

また、エストロゲンは血管を維持するためのホルモンだといわれています。

以前報告のあった実験では、試験管の中で培養したヒトの血管内皮細胞にエストロゲンを入れると、細胞死の抑制が起こりました。

月経の際、子宮内膜が剝がれ落ちた時に、体は一気に血管を退縮させようとはたらきます。他の臓器の血管に、その影響が及ばないように、組織の血管細胞死を抑制するために、エストロゲンが分泌されます。

そのため、成人女性の体内ではずっとエストロゲンが高い値で維持されています。更年期になると一気にエストロゲンの分泌がなくなるため、全身の血管もダメージを受けるのです。

更年期の症状が多く出る場合は、全身の血管のダメージが突然に起こり、老化が加速したためと考えられています。

〈女性のライフステージと女性ホルモン（エストロゲン）の分泌量〉

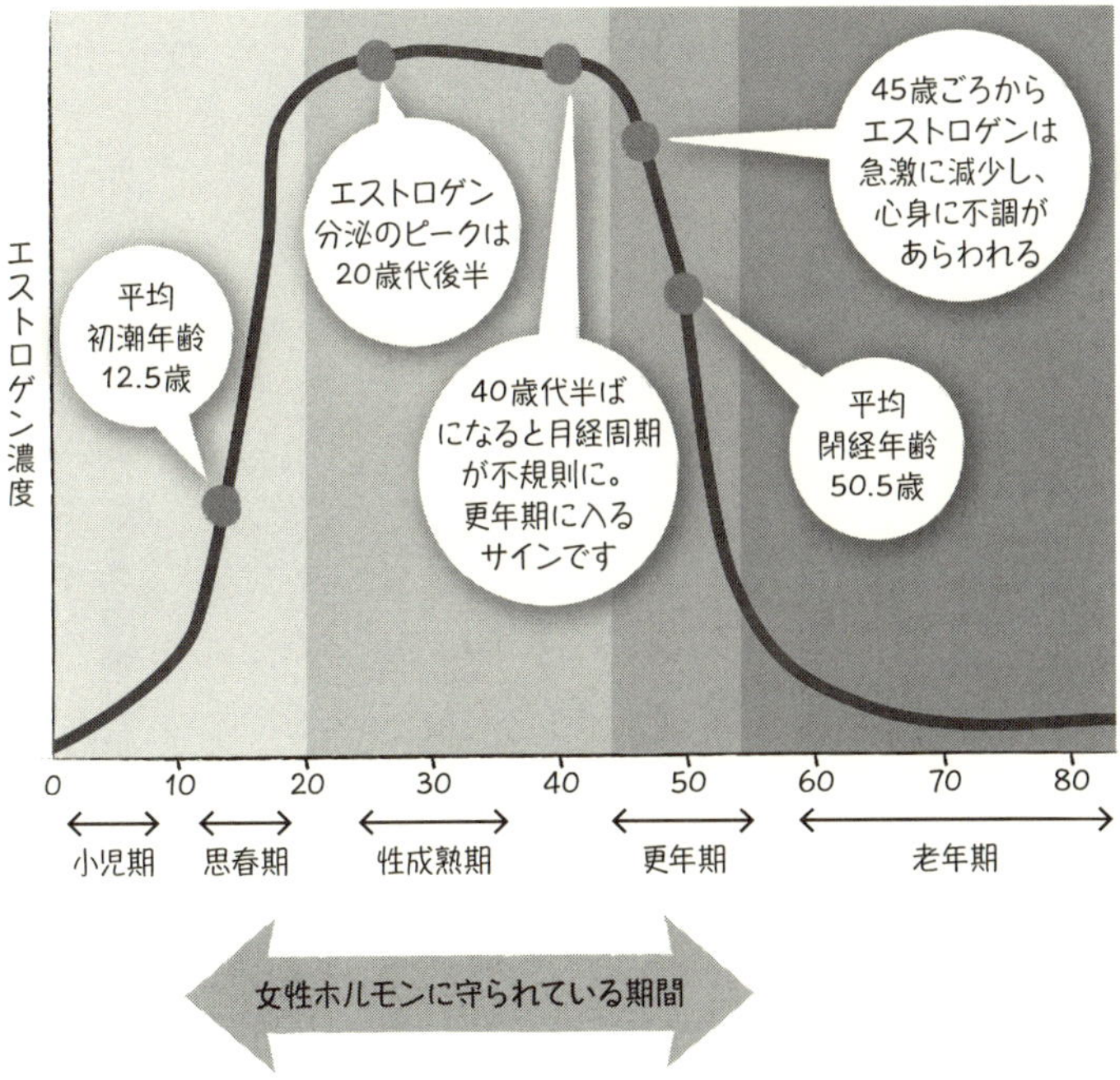

- 月経不順
- 月経痛
- 卵巣機能不全
- PMS（月経前症候群）

- 性感染症
- 不妊症などの問題
- 子宮内膜症
- 子宮筋腫
- 卵巣のう腫
- 子宮頸がん
- 乳がん

- 更年期障害
- うつ病
- 子宮体がん
- 卵巣がん

- メタボリック症候群
- 骨粗しょう症
- 動脈硬化

血管を維持するためのホルモン・エストロゲンの分泌は20歳代後半がピーク。45歳ごろから急速に減少する。

column

@

高倉Lab

毛細血管がよみがえる「血管新生」のしくみ

血管は、全身に酸素や栄養、免疫細胞などのさまざまな物質を運ぶ重要な器官。体の組織や器官を正常に維持するために、血管の構造やネットワークは厳密に制御されています。それらはどのように形成されているのか――私たちは、血管形成の全貌を解き明かすために、血管新生が起こるメカニズムに着目し、研究を続けています。

組織損傷が生じたり、炎症が起こったりすると、その周囲に炎症細胞が寄ってきます。そこから血管新生を誘導する因子（VEGFなど）が分泌されます。すると、先

①

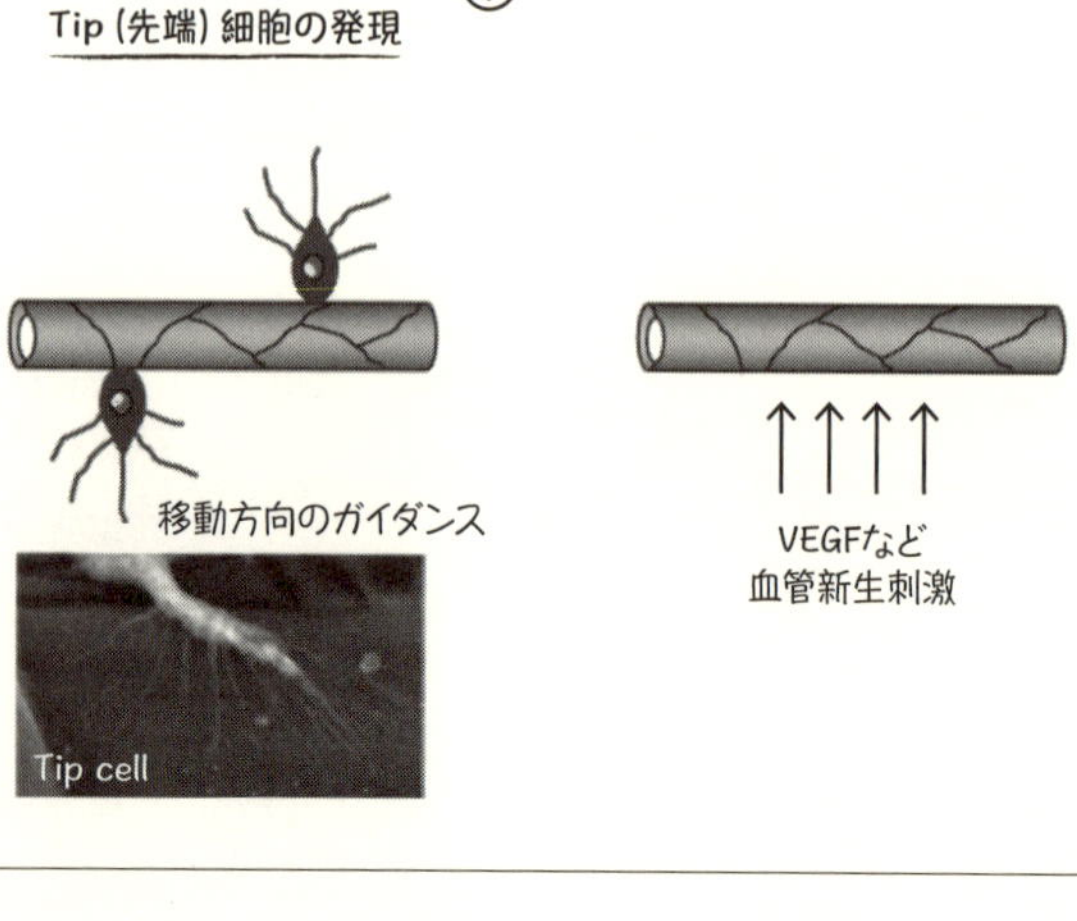

端細胞（Tip cell）という細胞①が現れます。

　毛細血管側から発信されているシグナルに反応して、細胞①は修復が必要な場所に移動します。その後ろから茎細胞（Stalk cell）②が発現し伸びていきます。

　ここに壁細胞の接着を誘導するPhalanx細胞③が現れ、壁細胞が接着すると、成熟した血管が完成。血管新生が終了します。

　毛細血管の血管内皮細胞にも幹細胞があります。老化によって、幹細胞の数が減少すると、血管をつくる予備能力が少しずつ低下。それが、毛細血管が減少する原因ではないか？　と現在研究を進めています。

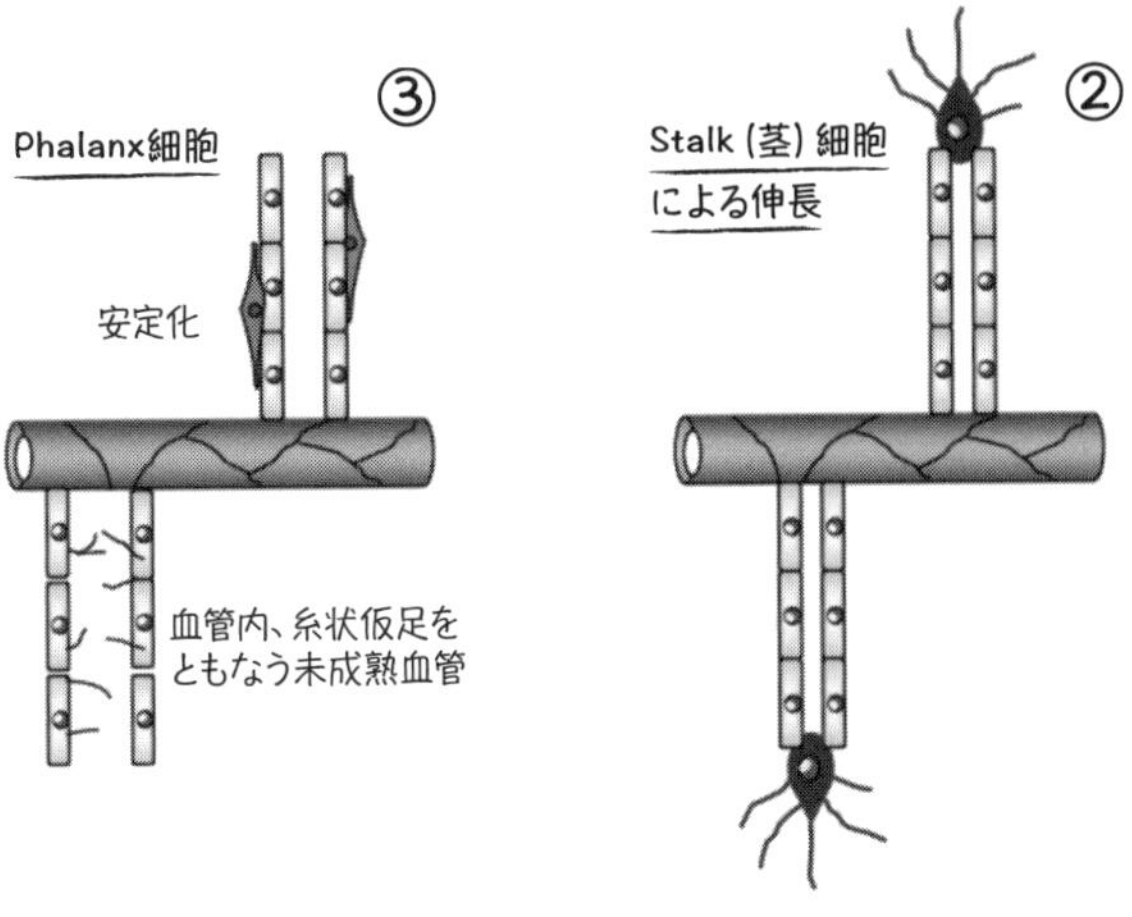

第4章

人は毛細血管とともに若返る

毛細血管は何歳からでも改善できる

これまで、毛細血管の機能低下が、老いや病気の原因となることを解説してきました。

毛細血管は、加齢とともに、壁細胞の変性と死滅、血管内皮細胞の機能の衰えが起こります。また、血管内皮細胞同士を接着させ、そして内皮細胞と壁細胞の接着を促すタイツー（Ｔｉｅ２）という分子を活性化させる、アンジオポエチン１というたんぱく質の分泌が減少。それによって、血管内皮細胞間に大きく隙間が開いてしまい、血液が過剰に漏れやすくなります。

毛細血管の本来の役目――酸素や栄養を37兆個の細胞に届け、二酸化炭素と老廃物を回収することができなくなり、細胞や組織の機能が衰えることで、老化が加速し、病気につながるのです。

毛細血管の加齢による変化。これを止めることはできないのでしょうか。

実は、毛細血管は伸ばすことが可能です。

私たちが皮膚などを軽く傷つけても、しばらくすると自然と治っていきますね。見た目には、ほんの少し出血をした後、血小板が固まって傷を治したように見えますが、そうではありません。止血された後、好中球やマクロファージなどの炎症性細胞が集まり、ダメージを受けた組織を再構築。その後、線維芽細胞が移動して、場所（細胞外マトリックス）を確保し、血管新生が起こります。この時、必ず毛細血管が伸びているのです。

傷を治すという緊急事態には、毛細血管の伸び方も非常にスピーディーです。マウスを使って実験したところ、24時間で400μmも伸びていました。通常の1個の細胞は10～20μmですから、かなりの伸長といえます。

ケガをしたり、炎症が起こったりした場合、ダメージを受けた毛細血管が誘導する炎症反応でVEGF（血管内皮成長因子）などの物質を分泌。それらが既存の血管から新しい血管をつくるように促します。それによって細胞分裂が始まって、新しい毛細血管がつくられるのです。

血管新生は、毛細血管のすばらしい機能の一つ。しかし、がんや過剰な活性酸素などの環境下では、血管内皮細胞と壁細胞が接着していない、未成熟な毛細血管ができることもあります。それらは病気などの原因につながります。

加齢によって毛細血管の数が減少するのは、ある意味仕方がないことです。しかし、生活習慣などによって劣化した毛細血管——つまりゴースト血管は「血管伸長」というポテンシャルがあれば回復できるはずです。

そのためには、ゴースト化している毛細血管に血液を大量に届けることが必要です。

血液を大量に流すためには、質のよい血液が、しなやかな血管にスムーズに流れることが重要。つまり、血液の質を上げ、血管をしなやかにし、血流をアップすれば、全身に大量の血液が運ばれて、酸素や栄養が届き、毛細血管が徐々に復活するのです。血管内皮細胞同士の接着を促して、血管からの過剰な漏れを抑制し、血管を強くします。

また、アンジオポエチン1の分泌不足によって、血管内皮細胞と壁細胞の接着が弱くなっている場合には、それに替わる食材によって、血管内皮細胞のタイツーを活性化させることが可能です。

血流の質を上げ、血管をしなやかにし、血流をアップする。そしてタイツーを活性化す

る食材を食べる。

これらによって、ゴースト化した血管を復活させ、(団子状になっていた)毛細血管を伸張して、増やすことができます。また、ゴースト血管の予防にも効果が期待できると思います。その具体的な方法については、第5章で紹介していきましょう。

血流をよくすればゴースト化は防げる

ゴースト血管を改善させるためには、血流をよくすることも必要です。

試験管内の実験データですが、流れのない状態で血管内皮細胞を培養していると、血管内皮細胞同士の接着がルーズな状態になります。しかし、そこに血液の流れを送りこむと、たちまち流れに沿って血管内皮細胞が整列をはじめ、まっすぐできれいな接着が誘導されます。

これは、血管内皮細胞内には血流を認識する受容体があるため、血液が流れると細胞内にシグナルが入り、細胞を接着させる因子を活性化させるからです。

つまり、血管内皮細胞同士がわずかな隙間を残して接着していれば、血液の血漿成分が過剰に漏れることはなくなり、血管のゴースト化を防ぐことができるのです。

血流がよいことは、ゴースト血管の予防・改善には、欠かせない条件といえるでしょう。

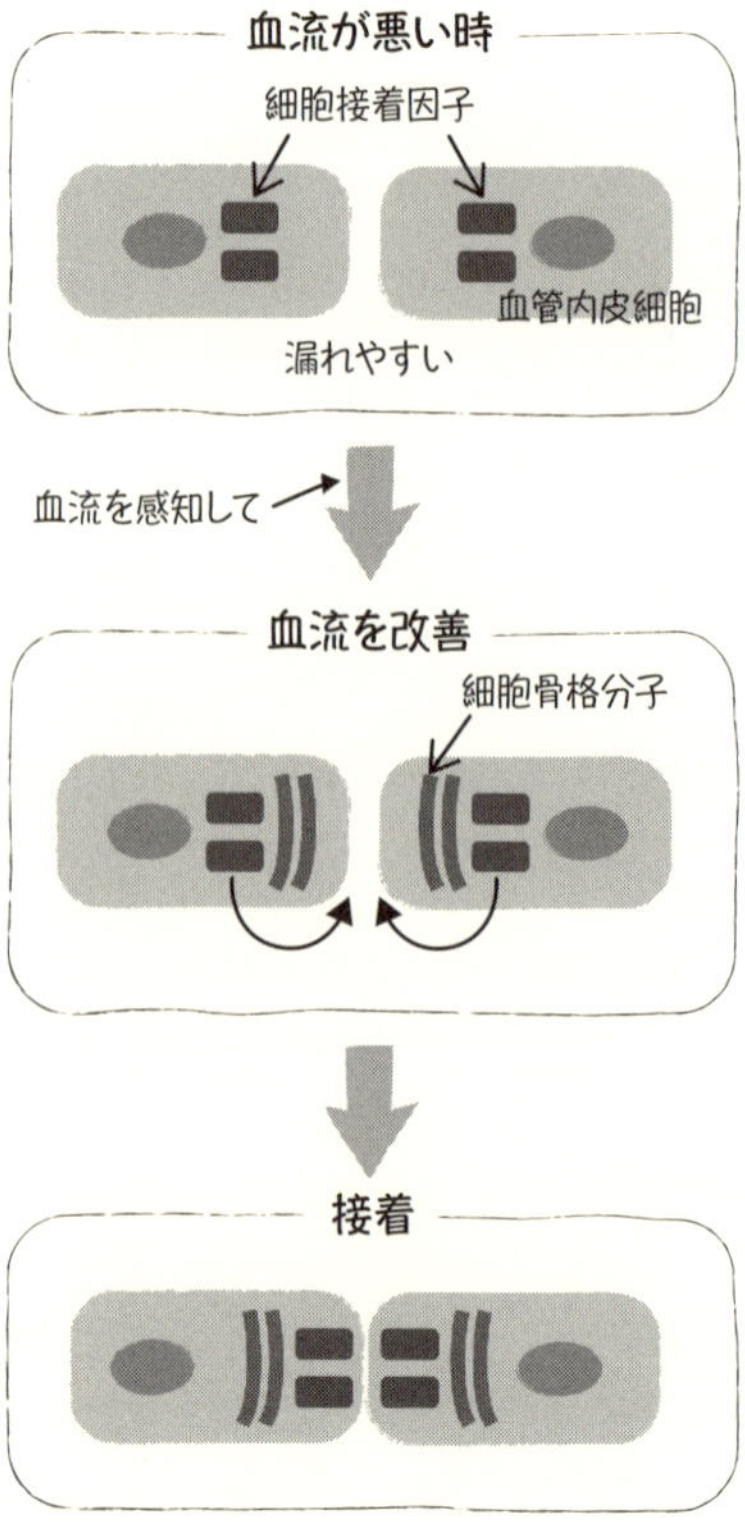

免疫力を上げると毛細血管を維持できる

私たちの体には「免疫系」というしくみがあります。外界にある細菌やウイルスが体内に入りこまないように守るシステムです。

免疫（獲得）にはたらくのは、白血球の中のリンパ球。外敵と戦うT細胞（Tリンパ球）、そして外敵を攻撃する抗体をつくるB細胞（Bリンパ球）の2種類があります。T細胞には、外敵を攻撃して細胞性免疫にかかわるキラーT細胞と、マクロファージや樹状細胞からの情報によってリンパ球に命令を出すヘルパーT細胞があります。

血液成分である白血球は、血管の中を流れることで全身をパトロールしています。ヘルパーT細胞は、血管の中だけでなく、血管の周囲にも存在し、機能していることがわかりました。さらには、この細胞がないと、毛細血管は未成熟になるという論文が、2017年『Nature』に発表されました（参考資料⑫）。

また、自然免疫系である単球・マクロファージ系の細胞は、抗体をつくるための情報収集をしています。外敵を食べて、その情報をT細胞を介してB細胞に伝えています。実は、マクロファージのある種類は、組織を構築するためにはたらいています。つまり血管をつくる上では欠かせない存在なのです。

このような事実から、**免疫細胞自体が、毛細血管の構築や維持に深くかかわっていることがわかります。免疫力を上げることは、毛細血管の維持にもつながるのです。**

毛細血管も自律神経の影響を受けている

私たちの全身を巡る末梢神経には、体性神経と自律神経があります。

運動機能にかかわる体性神経は自分の意図でコントロールできますが、自律神経はコントロールできません。自律神経は、内臓器官や内分泌腺、そして血管を動かす神経です。

自律神経には交感神経と副交感神経があり、体内の状況や外界からの刺激に合わせて、ブレーキとアクセルの役目を果たしています。

毛細血管も自律神経の影響を受けています。毛細血管とその上流にあたる細動脈の境にある前毛細血管括約筋が、交感神経が高くなると収縮。毛細血管への血流が少なくなることで体の中心に血液が集中します。末端の毛細血管に流れる血液が少なくなり、酸素がうまく運ばれなくなります。過度なストレスを受けた時、顔から血の気が引いたり、体が冷えるのはそのためです。

副交感神経が優位になると、前毛細血管括約筋がゆるんで、末梢の毛細血管にも血液が流れ始めます。

過度なストレスや緊張が続くと、交感神経が常に優位になっています。すると、末梢の毛細血管に血液が流れなくなり、酸素や栄養が十分に届かなくなります。この状態が続くと、毛細血管のゴースト化が加速します。末梢の毛細血管にまで血液を巡らせるためには、適度に副交感神経が活性化されている必要があります。そのためにも、ストレスを貯めずに緊張をゆるめるなど、自律神経のバランスをとることはとても大切です。

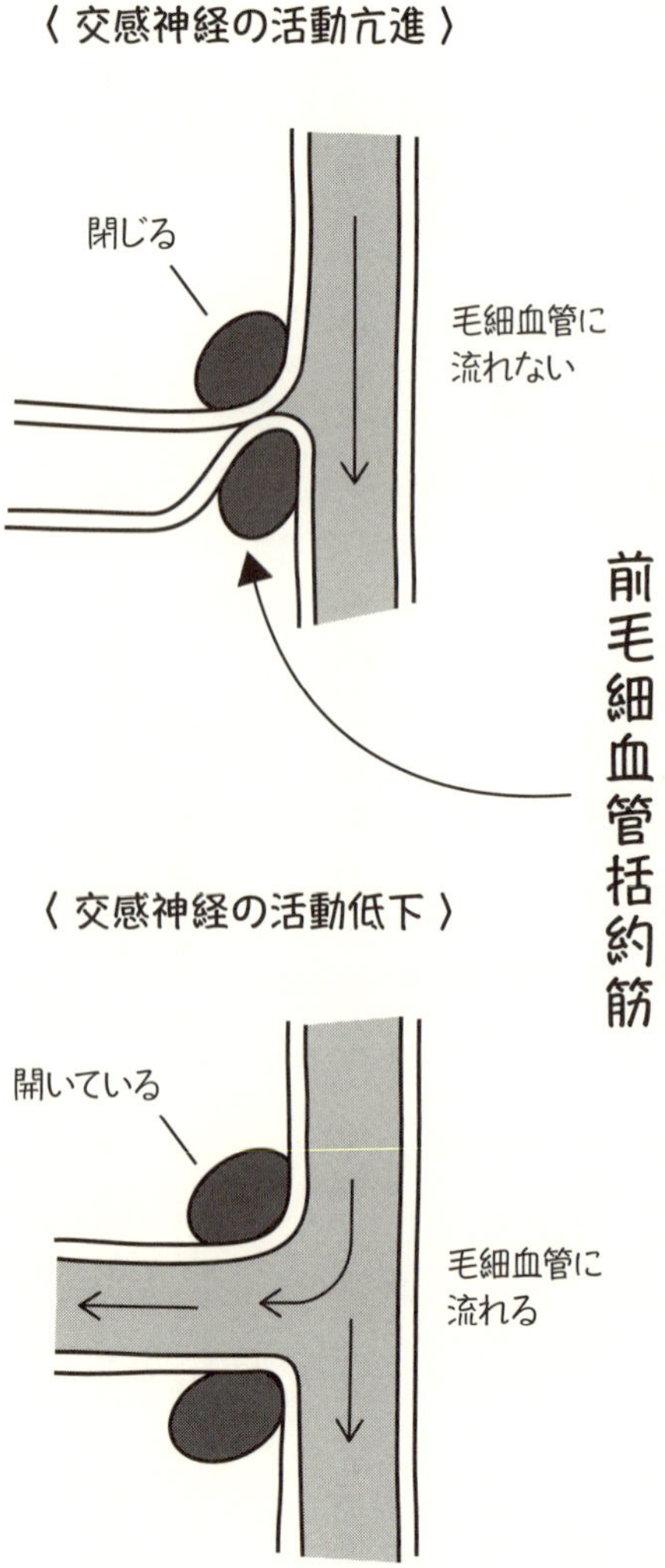
〈 交感神経の活動亢進 〉
閉じる
毛細血管に
流れない
前毛細血管括約筋
〈 交感神経の活動低下 〉
開いている
毛細血管に
流れる

リンパ管は毛細血管のサポーター

リンパ管は毛細血管をサポートする器官です。

毛細血管は水分を回収して排出しますが、追いつかないほどの水分がある場合は、リンパ管がその分を担ってくれます。

リンパ管は、毛細血管が回収できない脂質を回収し、排出しています。

リンパ管内は静脈と構造が似ていて、静水圧（静止した水中ではたらく圧力）がありません。心臓のポンプ機能を利用して、液が引き寄せられる構造になっています。そのため、逆流しないように、一定箇所に弁ができています。リンパ管も静脈と一緒で、加齢とともに、その弁の機能が衰えます。

年をとると、むくみやすくなるのはそのためです。脂質を多く含むリンパ液が逆流し、ふくらはぎなどに貯まってしまうのです。

リンパ管は毛細血管のサポーター。その機能を衰えさせないことは、毛細血管を酷使しないことにもつながります。

日々の生活の中で、リンパマッサージや運動を意識的に取り入れ、リンパ液の流れをよくしていきましょう。

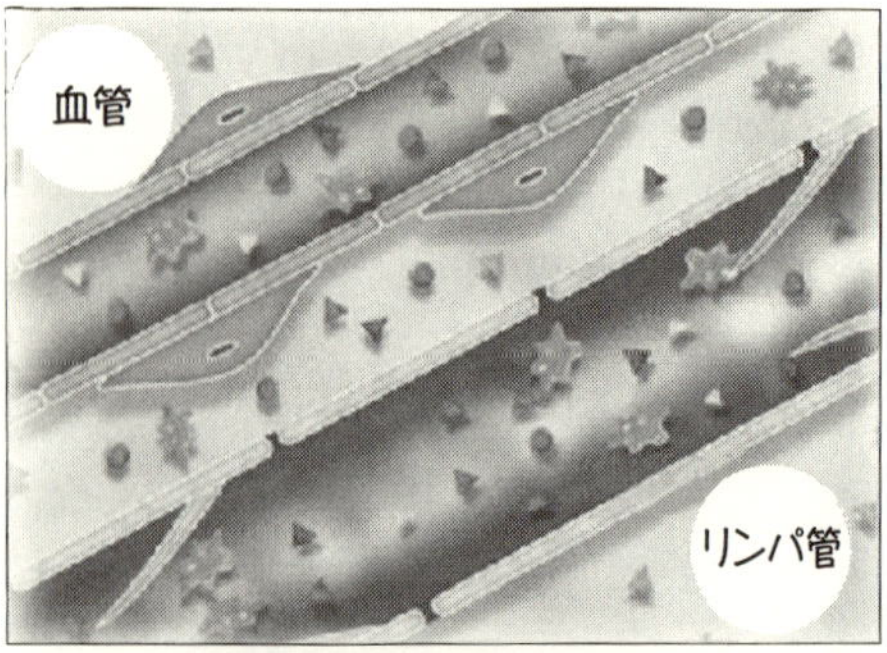

リンパ管も毛細血管のように全身に張りめぐらされています。毛細血管から漏れた余分な水分や脂分はリンパ管で回収します。毛細血管でも老廃物や水分は回収されますが、毛細血管がゴースト化し、さらにリンパ管の機能が老化により衰えると、多くの老廃物や水分が体内に蓄積されます。

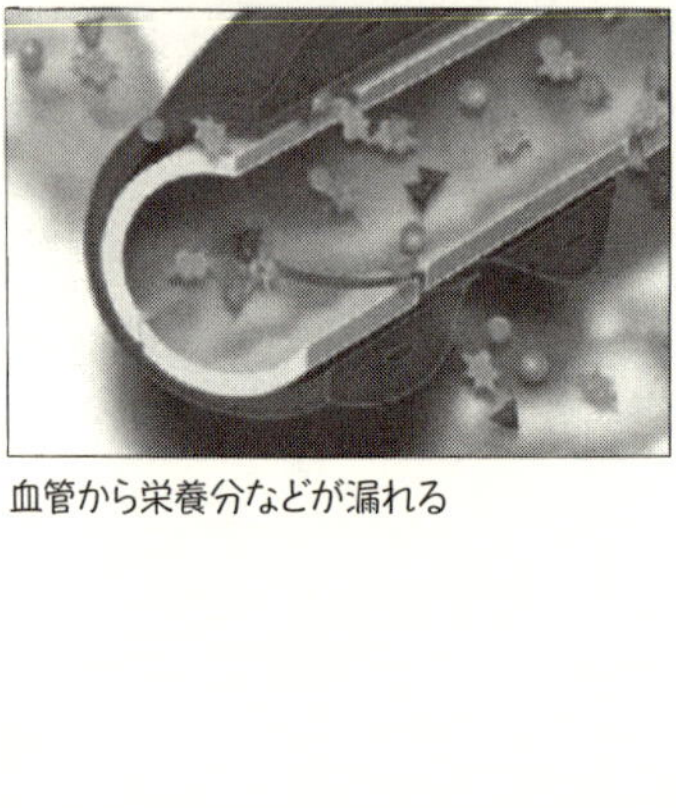

血管から栄養分などが漏れる

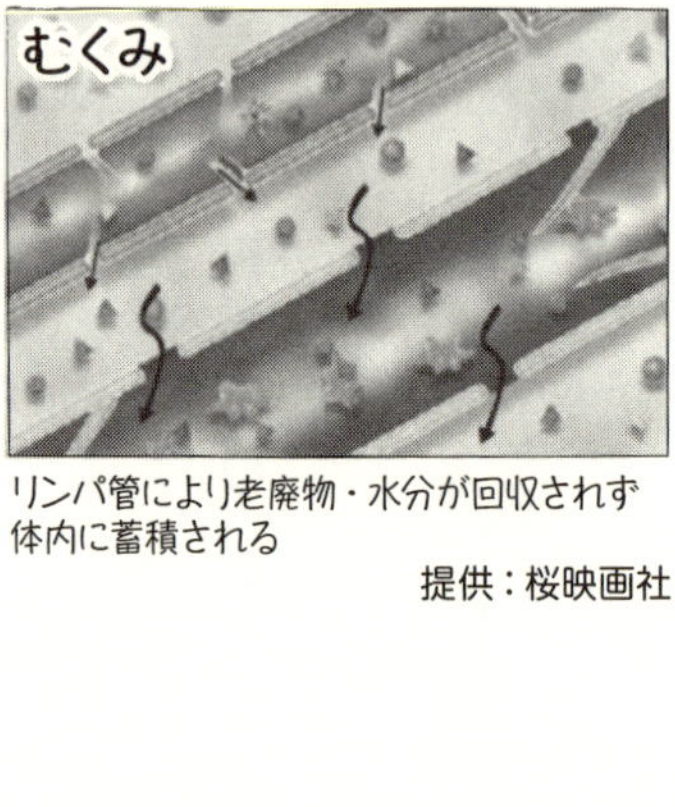

リンパ管により老廃物・水分が回収されず体内に蓄積される

提供：桜映画社

column
@
高倉Lab

脳は記憶で傷を修復する!?

私たちの体には、自己修復能力があるらしいということは昔からわかっていました。最近では、それに脳の記憶がかかわっていることが解明されています（参考資料⑬）。

皮膚に傷ができると、毛細血管とリンパ管がはたらき、血管新生が起こります。傷が修復されると、自然と毛細血管やリンパ管は退縮していきます。

時間経過後、皮膚の同じ場所に傷をつけると、前回よりも速いスピードでリンパ管や毛細血管が現れます。

それは、脳が「傷の修復を記憶」しているから。脳は、その記憶を通じて「早く治せ！」というホルモンを出しているのです。

通常、血管新生が行われるにはＶＥＧＦという成長因子が使われます。しかし、記憶による修復には、その因子はまったくかかわっていません。脳から分泌されるホルモンがダイレクトに末梢組織に指令を与えているのです。

脳は、傷の修復を一連の流れのセットとして記憶しているので、同じ状況に遭遇すると、一瞬でそのセットを使って修復しようとします。仮にちょっとちがう場所、症状であっても、似たような記憶のセットから指令を出して、カスタマイズしながら修復を行っています。

もしかしたら、一般的に「自己治癒力」と呼ばれているものは、この脳の記憶に関する作業のことかもしれません。人間は脳の記憶力を活用して、病気になる前に、細胞や組織を修復し、正常に戻す――つまり自己治癒を行っているのかもしれないのです。

脳の記憶から指令を出すのは下垂体。ホルモンが大きく関係する部分です。

ホルモンのバランスが保たれていれば、下垂体も機能して、脳の記憶による傷の修復は可能となります。逆に言えば、ホルモンのバランスが崩れると、これらが上手にできなくなってしまう。加齢によるホルモンバランスの乱れが、病気になりやすい体内環境をつくってしまうのかもしれません。

第5章

ゴースト血管をつくらない
33のメソッド

血管力を上げる簡単メソッドを生活習慣に

第4章では、毛細血管が伸ばせることを、身体のしくみから説明しました。40代を過ぎると減少する毛細血管ですが、曲がって、団子状に固まった毛細血管を伸長することでゴースト血管から正常な血管に復活させることが可能です。そこで第5章では、その具体的な方法を紹介していきます。

まず、血管のゴースト化を防ぐためには、ベーシックな血管力を上げることが必要です。血管力をアップするためには、何が必要なのでしょうか。

Ⅰ 血液の質をよくする

Ⅱ 「どう食べるか」も重要

Ⅲ 血管をしなやかにする

Ⅳ 自律神経のバランスを保つ
Ⅴ 血流をアップする
Ⅵ 下半身を鍛えて血流を上げる
Ⅶ 血管に刺激を与える
Ⅷ ぐっすり眠って血管を修復する
Ⅸ タイツー（Ｔｉｅ２）を活性化する

この９つを目指していきましょう。

Ⅰ 血液の質をよくする

血液が、糖質で粘度が高かったり、コレステロールが多く含まれていたりすると、それを受け入れ、流している血管にダメージを与えます。血管の中をサラサラと、勢いよく流れるような、上質な血液をつくりましょう。

そのために重視したいのは食事です。

You are what you eat.（人間は食べたものでできている）

日々の食事が、その人の健康状態を決めていきます。昨今の健康ブームにより、メディアでは、連日のように、「○○によい食材」「○○になる食べ物」などの情報が満ち溢れています。その都度注目度が高まり、一時的に大ブームとなる健康食材も数多くありました。

科学的には、薬とちがって食材の栄養的な効果・効能というものを把握するのは容易ではありません。人間は、一つの食材だけを食べるという生活はできませんし、発がん性などは、ある程度の年数を経ないと検証できないからです。体質や年齢などの個人差も大きく影響するでしょう。

生化学的にエビデンスのある食材でも、それが人間の体に入ったときに、どのような効果を得られるかは実証できません。ですから、効果・効能があるといわれる食材でも、それだけを大量に食べる……という食事法は、あまりおすすめできません。

メソッド① バランスのよい食事を心がける

ゴースト血管をつくらないための理想的な食事とは、一般的にいわれるバランスのよい食事。それに血管力を上げる食材を取り入れることが望ましいでしょう。

●たんぱく質

血液はもちろん、筋肉や骨、内臓や脳、皮膚や髪の毛……人間のパーツのすべての材料となるものです。動物性たんぱく質、植物性たんぱく質、どちらもバランスよく摂取しましょう。

含まれる食品……肉、魚、卵、牛乳・乳製品、大豆・大豆製品など

●脂質

体の中で燃焼してエネルギーになるものです。少量でもたくさんのエネルギーになる効率のよい栄養素です。昔は「脂質＝太る」と思われがちでしたが、近頃では良質な脂質を適度に摂ることが体によいとされています。

含まれる食品……肉、魚、卵、牛乳・バターなどの乳製品、各種植物油

●糖質

糖質——炭水化物は、脳と体を動かすエネルギーをつくります。特に脳はエネルギー源を蓄えられないので、常に適量を摂っておくことは重要。しかし、摂り過ぎると体内で脂質として貯まってしまいます。

炭水化物が消化・分解されるとブドウ糖（グルコース）になります。血液中に含まれるブドウ糖の量が「血糖値」。高血糖は血管を老化させる原因です。血管壁のたんぱく質に

ブドウ糖が結びついて糖化すると、血管内皮細胞にダメージが……。血糖コントロールは、血管力を上げるための重要ポイントです。

含まれる食品……炭水化物——米、パン、パスタ、うどん、いも類
　　　　　　　　糖質——砂糖、砂糖の入ったお菓子や飲み物、果物

●ビタミン

ビタミンは、エネルギーをつくり、体を守る栄養素。他の栄養素のサポートも行います。

【水溶性】

・ビタミンB_1……疲労を回復するために必要な栄養素。炭水化物を分解し、脳をはたらかせるために必須のものです。（豚肉、大豆、紅サケ、たらこなど）

・ビタミンB_2……脂質を分解してエネルギーをつくり、皮膚や髪の毛の成長を促し、健やかに維持します。（青魚、レバー、卵、納豆）

・ビタミンC……血管や骨を丈夫にし、コラーゲンの生成をサポートして肌を健やかにします。ストレスを撃退するために必須のビタミンです。（レモン、イチゴ、ピーマン、パセリ、キャベツなどの野菜）

【脂溶性】

・ビタミンA……からだの成長をサポートします。皮膚や粘膜を正常に保ち、目の健康にも影響を与えます。（トマト、カボチャ、ニンジン、レバーなど）
・ビタミンD……カルシウムの吸収をサポートし、骨や歯をつくります。（サケやサバなどの魚、きのこ類、うなぎなど）
・ビタミンE……体内の脂質の酸化を防いで、からだを守ります。動脈硬化の予防も期待できます。（魚、アボカド、ナッツ類、うなぎ、たらこなど）
・ビタミンK……出血時に血を固め、血管にカルシウムが沈着するのを防ぎます。（納豆、シソ、パセリ、春菊など）

●ミネラル

ミネラルは、体の機能の維持・調節に必要な栄養素です。体の構成部分にもなっています。

・カリウム……細胞液に存在します。血圧の低下や脳卒中の予防、骨密度の増加にも影響を与えます。(魚介類、肉類、野菜、豆類、果実類など)

・カルシウム……体内には体重の1~2%のカルシウムがあり、99%が骨や歯に、1%が血液や筋肉に存在します。(牛乳、小魚、海藻、大豆、緑黄色野菜など)

・マグネシウム……骨や歯をつくります。骨に貯蔵されていて、神経の興奮の抑制や血圧の維持に使われます。(魚介類、野菜、豆類、ナッツ類など)

・リン……骨や歯をつくります。また、筋肉、脳、神経などに含まれ、エネルギーをつくります。(魚介類、肉類、牛乳・乳製品、大豆・大豆製品など)

・鉄……約70%が赤血球をつくるヘモグロビンの成分で、約25%が肝臓に蓄えられています。(レバー、魚介類、海藻、大豆、緑黄色野菜など)

・亜鉛……たんぱく質の合成やＤＮＡの転写にかかわり、新陳代謝に必要な反応に関係するミネラルになります。（肉類、海藻、カキ、うなぎなど）

●食物繊維

食物繊維は、便の量を増やして便秘を防ぎます。血液中のコレステロールの排出を促し、脂肪の分解をサポート。最近では、生活習慣病（糖尿病、肥満症、心筋梗塞など）の予防にも役立つといわれています（穀物、いも類、豆類、野菜、果物、海藻、きのこなど）。

このように見ていくと、たんぱく質・糖質・脂質の３大栄養素だけでなく、それらのはたらきをサポートするビタミンやミネラル、食物繊維もバランスよく摂取しなくては、血液の質を上げることはできないことがわかります。

Ⅱ「どう食べるか」も重要

何を食べるかはもちろん大切ですが、血管力を上げるためには「どう食べるか」が非常に重要になってきます。

メソッド② 食事は腹八分目

1回の食事につき、腹八分目、体重が気になるなら、腹七分目の量を食べましょう。満腹になるまで食べてしまうと、体内に余分な脂肪が増えて、毛細血管のゴースト化につながります。

メソッド③ 一気に食べない

通常、食べ物を食べると、少しずつ空腹感がなくなり、満腹感が増していきます。このとき、脳内では満腹中枢が働いています。しかし、一気に食べると、満腹中枢が働く前に、必要カロリー以上の量を食べている危険があります。食べ過ぎは肥満につながります。一気に食べること自体、非常にリスキーなのです。また、空腹状態から、突然食べ物が体内に入ってくると、血糖値も一気に上がります。できるだけよくかんで、味わいながら食事をする習慣をつけましょう。

メソッド④ 一気に飲むのも危険

缶コーヒーやスポーツドリンクなど、砂糖が入った甘い飲み物を一気に飲むのは本当に危険です。健康にいいと思って、朝食代わりにフルーツジュースを飲む人がいますが、それらのジュースには想像以上に糖質が入っています。飲むならゆっくりと、じっくり時間をかけて飲みましょう。

メソッド⑤ 少量に分けて栄養摂取

1日に必要な栄養分を、できれば5～6回に分けて、少量を摂取するのが望ましいです。ライフスタイルによってはむずかしいかもしれませんが、常に血糖値をおだやかに維持することが、血管力を上げるコツです。

メソッド⑥ 糖質はほどほどに

昨今では、中高年の男性を中心に、糖質制限ダイエットがはやっているようです。糖質（グルコース）は、体や脳のエネルギーの原料。まったく摂取しないというのは、いささか極端ではないでしょうか。糖質制限食は短期間に効果が出ることで注目されていますが、その真価を問うためには、経年の体の変化を検証することが必要でしょう。

そこまで神経質になって糖質を制限しなくてはならないのは、あまりにも世の中に甘い物や炭水化物が増えているからかもしれません。

狩猟や農耕を行っていた時代と比べ、現代人は簡単に大量の糖質を摂取できるようになりました。それなのに運動量は激減し、摂取した糖や脂肪は、体内に蓄積され続けていきます。

特に甘党の人でなくても、普通に生活しているだけで、気がつくと大量の糖質を摂ってしまう環境ともいえます。そんな世の中で、糖質を摂らないというのは、ある程度覚悟を決めないとできないことかもしれません。だからこそ、食事やダイエットのスタイルとして確立したのかもしれませんね。

たしかに、高血糖はゴースト血管の大敵です。でも、脳や体を動かすためには、適度に糖質を摂取したほうがいいと思います。

Ⅲ 血管をしなやかにする

血液を全身に行き渡らせるためには、血管自体の質も重要です。成熟した血管は、丈夫でしなやか。健やかな血管づくりを目指しましょう。

血管にダメージを与える原因の一つが「高血圧」。血管に非常に高い圧力がかかるので血管自体がボロボロになり、傷ついた場所にプラーク（こぶ）が貯まりやすくなります。狭くなった血管に血液を流し続けることは、血管だけでなく心臓にも負担がかかります。腎臓も弱らせるため、全身の老化を加速します。

また、急に血圧が乱高下することも血管に負荷を与えます。血圧を安定させることは、ゴースト血管の予防にもつながります。

高血圧を改善して、血圧を安定させるためには、**食事の塩分を控え、ストレスを軽減させる**ことが必要となります。

外食や中食（調理済みの食品を購入し、自宅で食べること）が多いと、どうしても味覚が鈍くなり、濃い味つけを好むようになります。化学調味料や過剰な塩分は、健康の大敵。塩やしょうゆは使わずに、できるだけ薄味にしたいものです。厚生労働省が定めた1日の塩分摂取量は、男性8g、女性7g。しかし、これだけでは、ほとんど味が感じられず、本来楽しいはずの食事が苦痛になってしまうかもしれません。

メソッド⑦ うまみ成分を生かす

五つの基本味（甘味・酸味・塩味・苦み・うまみ）の一つである「うまみ」。薄味にしてもおいしく食べられるポイントは、このうまみにあります。こんぶのイノシン酸、かつおぶしのグルタミン酸、干しシイタケのグアニル酸など、うまみをだしとして使うことができる日本食は、すぐれた健康食。ひと手間かけて、だしをしっかりとりましょう。

メソッド⑧ お酢を活用する

お酢には血圧を下げる作用があるといわれています。お酢の成分である酢酸は、アデノシンという物質を分泌。それが血管を拡張させるため、血圧を下げるのです。

近頃では、さまざまなお酢が販売されています。リンゴ酢や梅酢、バルサミコ酢などは、健康によいだけでなく、料理に使うと味に深みが出ます。

メソッド⑨ 油は選んで使う

脂質は人間にとって必要な栄養素。37兆個ある細胞の膜をつくり、脳の機能をサポートするなど重要なはたらきをしています。いい脂質を摂取することは、血管をしなやかにし、動脈硬化を防ぐことにつながります。

脂質を構成する成分が脂肪酸。不飽和脂肪酸は、エネルギーや細胞膜の材料として使われ、体に蓄積しづらく、血液中の余分な中性脂肪を減らす機能もあります。中でも、オメガ3系のαリノレン酸、EPA、DHAは現代人に不足しがちな脂肪酸です。アマニ油やエゴマ油、青魚などからオメガ3系の脂肪酸を摂取しましょう。

反対に、体に悪い影響を及ぼす油を摂らないことも大事。トランス脂肪酸はもちろん、お菓子やパン、ファストフードに含まれた「見えない油」にもご注意を。

メソッド⑩ スパイスを上手に使う

スパイスは、食材の臭みを消し、料理に香りや辛みなどをプラスする調味料。料理をおいしくするだけではなく、体を温めたり、食欲を増進したりする効果もあります。日本で古来使われているショウガやシソ、ワサビも体によい効果があるとされるスパイスです。

また、ターメリックやコリアンダーなど、外国で伝統的に使われているスパイスを利用すると、料理のレパートリーも広がります。

メソッド⑪ カリウムを多く摂る

減塩についてのアプローチの一つに、カリウムを多く摂取する方法があります。

カリウムとは、血圧を下げる、あるいは上げない方向にはたらく栄養素。つまり、食塩の成分・ナトリウムと逆のはたらきをします。

カリウムは、野菜や果物、肉類や魚類など、ほぼすべての食材に含まれている栄養素です。ただ注意が必要なのは、カリウムは水溶性であること。野菜のおひたしなどは、茹でて水にさらして絞る……という工程で、かなりカリウムは失われてしまいます。食材に含まれたカリウムを損なわずに摂取するには、具だくさんのスープや鍋物などが適していきます。もちろん、塩分は控えめに。それぞれの素材の味をいかして、スパイスや柑橘類などで味つけするのがおすすめです。

Ⅳ 自律神経のバランスを保つ

第4章で説明したように、自律神経を整えることは血管のゴースト化を予防することにつながります。また、自律神経は血圧にも大きな影響を与えています。過剰なストレスによって、交感神経が優位な状態が続いていると、血圧も高くなります。副交感神経は加齢とともに活動レベルが低下するといわれています。

仕事や家事などでいつも忙しく、イライラすることが多い人は、意識的に交感神経と副交感神経のバランスを取ることが必要です。

メソッド⑫ 呼吸を整える

副交感神経の活動レベルを上げるのは、腹式呼吸です。鼻から息を吸って、腹圧で息を吐きます。この時横隔膜が上下します。横隔膜にはたくさんの自律神経が通っているので、呼吸によって刺激されます。

① 椅子に座って足を軽く開き、両手を膝に置き、軽く目を閉じます。
② 背筋を伸ばして、5秒かけて鼻から息を吸います。おなかがふくらんでいくことを感じましょう。
③ おなかをへこませるように、ゆっくりと息を口から吐きます。可能ならば、吸った時よりもゆっくりと吐いてみましょう。
④ ①～③を、10～20回ほど繰り返します。

休憩時間や家事の合間など、イライラしたり、集中力が落ちた時にやってみてはいかが

メソッド12・呼吸を整える

1

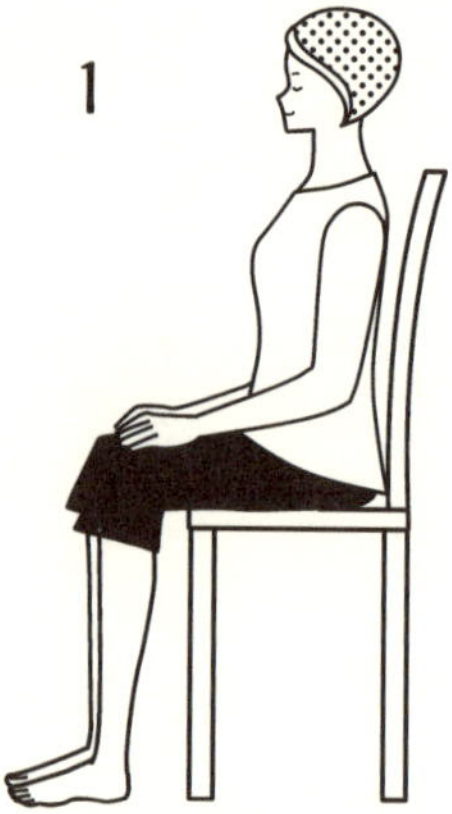

足を軽く開いて両手を
膝に。軽く目を閉じる。

2

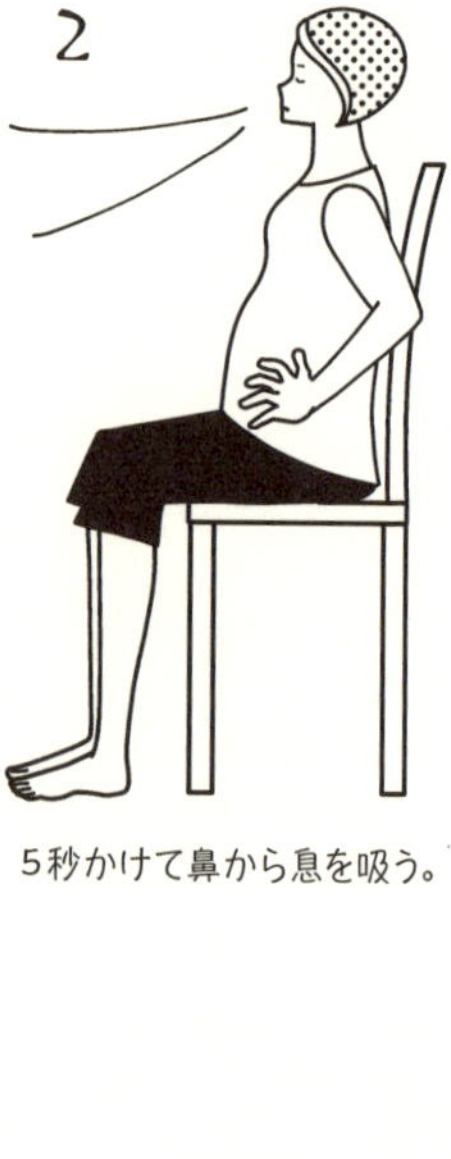

5秒かけて鼻から息を吸う。

3

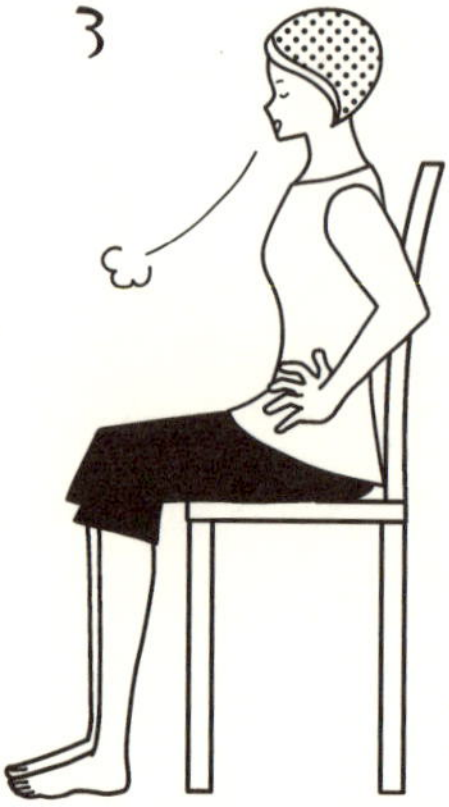

おなかをへこませるように、
口から息をゆっくりと吐く。

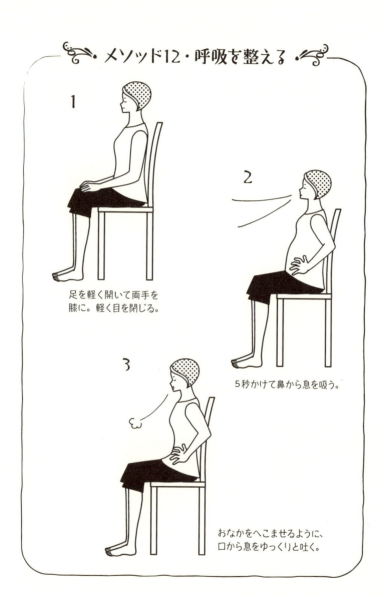

でしょう。気持ちが落ち着いて、モチベーションも上がります。

メソッド⑬ 片鼻呼吸法で副交感神経を活性化

呼吸と自律神経は深く関係しています。通常私たちは、片方の鼻だけで呼吸をしています。「交代制鼻閉」という生理現象で、鼻の粘膜は自律神経のはたらきによって、2〜3時間ごとに交互に膨らみます。これによって鼻の粘膜が乾くことを防いでいるのです。

片鼻呼吸法を行うと、交感神経と副交感神経のバランスを整えることができます。右鼻で呼吸すると左脳（交感神経）が、左鼻で呼吸をすると右脳（副交感神経）が活性化します。

準備⇩右手の親指を右鼻に、薬指を左鼻に軽くあてます。

① 椅子に座って、背筋を伸ばし、軽く目を閉じます。
② 右手の親指で右の鼻を軽く押さえたまま、薬指を左鼻から離して、左鼻だけで6秒かけて息を吸います。
③ 薬指で左鼻を押さえ、両方の鼻を押さえた状態で、息を止めて3秒。

④　薬指を離し、左鼻から6秒かけて息を吐きます。
⑤　薬指で左鼻を押さえ、両方の鼻を押さえた状態で、息を止めて3秒。
⑥　薬指はそのままで、親指を離して右鼻で息を吸って6秒。
⑦　親指で右鼻を押さえ、息を止めて3秒。
⑧　親指を離し、右鼻から6秒かけて息を吐きます。
⑨　薬指と親指で両方の鼻を押さえた状態で息を止めて3秒。
⑩　①〜⑨を10〜20回繰り返します。

片鼻呼吸は、自律神経のバランスを調整するだけでなく、血流にも影響を与えます。鼻の中にNO（一酸化窒素）がつくられ、鼻の粘膜を通じて取り込まれます。血流が促進されることで、血圧が安定するといわれています。

また、片鼻呼吸は日頃の鼻呼吸のトレーニングにもなり、睡眠障害やいびき、鼻づまりなどが改善したケースもあります。

メソッド13・片鼻呼吸法

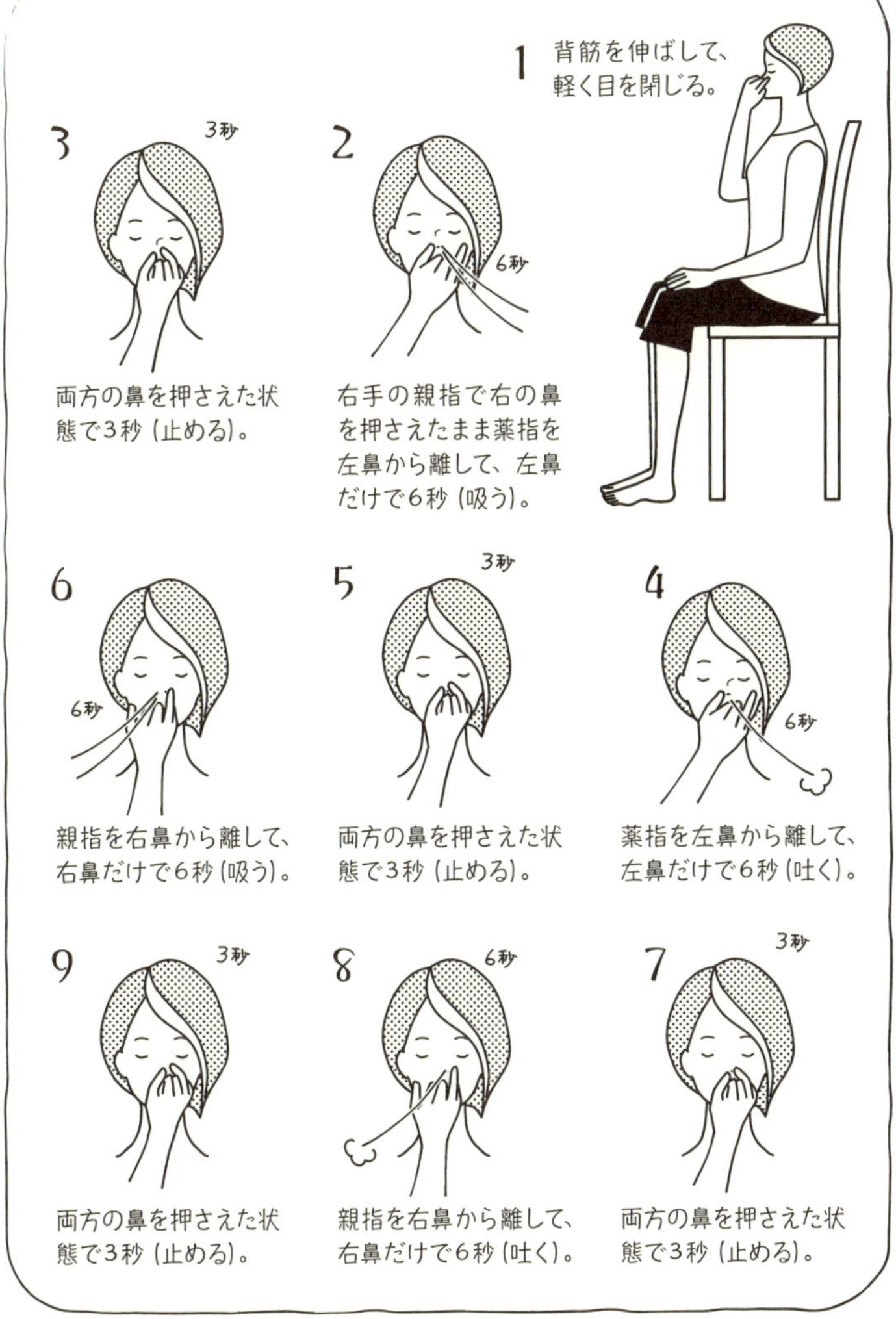
1 背筋を伸ばして、軽く目を閉じる。
2 右手の親指で右の鼻を押さえたまま薬指を左鼻から離して、左鼻だけで6秒（吸う）。
6秒
3 両方の鼻を押さえた状態で3秒（止める）。
3秒
4 薬指を左鼻から離して、左鼻だけで6秒（吐く）。
6秒
5 両方の鼻を押さえた状態で3秒（止める）。
3秒
6 親指を右鼻から離して、右鼻だけで6秒（吸う）。
6秒
7 両方の鼻を押さえた状態で3秒（止める）。
3秒
8 親指を右鼻から離して、右鼻だけで6秒（吐く）。
6秒
9 両方の鼻を押さえた状態で3秒（止める）。
3秒

メソッド⑭ ゆっくりバスタイム

現代人は多忙のため、冬でもシャワーですませる人が増えているようです。ゴースト血管予防や副交感神経を活性化させるためには、湯船に入ることをおすすめします。

熱いお湯やサウナは交感神経が活発になります。40℃程度のぬるめのお湯にゆっくりと浸かりましょう。お風呂場全体を温かくして、10～15分程度の半身浴を。それだけでも血流がよくなって、じんわりと汗をかきます。

ラベンダーなどハーブの香りの入浴剤や、泡の出る炭酸系の入浴剤は、リラックス効果を高めます。特に炭酸系入浴剤は、泡の刺激で毛細血管が刺激され、血管を拡張するNO（一酸化窒素）が分泌されるのでは？　といわれています。

V 血流をアップする

血液の質を上げ、血管をしなやかにするメソッドに加えて、血流をアップさせていきましょう。第4章の110ページでも紹介したとおり、血流がアップすると、血管内皮細胞同士がわずかな隙間を残して接着します。血液の血漿成分が過剰に漏れることがなくなるので、血管のゴースト化の予防・改善につながります。

今までは食べ物や呼吸など、体内環境を整えてきましたが、血流アップは外側からの刺激を上手に利用します。

血管やリンパ管へのマッサージ、筋肉を動かすことで、静脈や毛細血管に刺激を与えて、全身の血液の流れをよくしていきます。

メソッド⑮ 運動を習慣化する

日常的に運動習慣のない人は、血管がゴースト化するリスクが高いです。

血流をアップするためには、有酸素運動がおすすめです。継続的に弱い負荷をかける有酸素運動は、主に赤筋（遅筋）が鍛えられます。赤筋には毛細血管がたくさんあるため、滞りがちな血液の蓄積を抑制して、末梢循環を改善します。

運動を習慣化することのメリットの一つに、体調の変化に敏感になることがあります。

毎日同じ動きをしていると、忙しいと見過ごしてしまう体力の衰えや体の故障、メンタルの不調なども感知できるようになります。

ウオーキングやエアロバイク、ヨガ、水泳などを、20分以上行いましょう。うっすらと汗をかくぐらいがちょうどよい運動量です。

ランやトライアスロンも人気ですが、有酸素運動でもやり過ぎると活性酸素が発生します。ランナーズハイによって、中毒化する人も少なくありませんが、運動によって健康を害するのは本末転倒。健康のためには、適度な運動が理想的です。

メソッド⑯ 1日1回だけしっかり運動する

1日1回、朝または夕方などに時間を決めて、運動の習慣をつけましょう。

【準備体操】

まずは軽く準備体操を。手足をブラブラさせる、屈伸やアキレス腱伸ばし、腕をブラブラさせてウエストをひねるなど、「今日の体調」を確認しましょう。

【スキップ】

その場で20回ほどスキップをしてみましょう。背筋を伸ばして、手足を上げて。ふくらはぎに刺激を与え、静脈のポンプ機能を向上させることが目的です。かかとをしっかり上げ下げして、ふくらはぎを意識して飛んでみましょう。


【ウオーキング】

背筋を伸ばして、歩幅を広めに、肘をリズミカルに振って歩きます。だらだらと歩くのではなく、運動している意識をもって歩くのが大事。20分程度、うっすらと汗が出るくらいがちょうどいい運動量です。

メソッド⑰ 「ながら」で運動する

仕事や家事で忙しくて運動するひまがない……そんな人には「ながら運動」がおすすめです。

仕事中、椅子に座っている時は常に背筋を意識します。体幹が弱いと、長時間正しい姿勢を維持することができません。丹田（おへその下あたり）と背筋を意識して座り続けることで、徐々に体幹も鍛えられます。

歩行はきびきびと。背筋を伸ばして、歩幅を広くします。移動中はできるだけ階段を使いましょう。降車駅の一つ手前で降りて歩くのもおすすめです。

買い物中はカートを使わず、カゴを使いましょう。買った商品は二つに分けて持って帰るだけで腕の筋力がつきます。

風呂掃除や掃除機かけ、フローリングの雑巾がけなど、家事はできるだけアナログで。おなかや下半身にちょっと力を込めて行うと、それだけで筋肉に効いてきます。

メソッド⑱ かかと上げを習慣に

ゴースト血管予防に効果的なのが、かかと上げです。

① 足を揃えてしっかりと立ち、両足のかかとをゆっくり上げて、つま先立ちになったまま5秒数えます。
② ゆっくりとかかとを下ろして、5秒数えます。
③ これを30回繰り返します。

・メソッド18・かかと上げを習慣に・

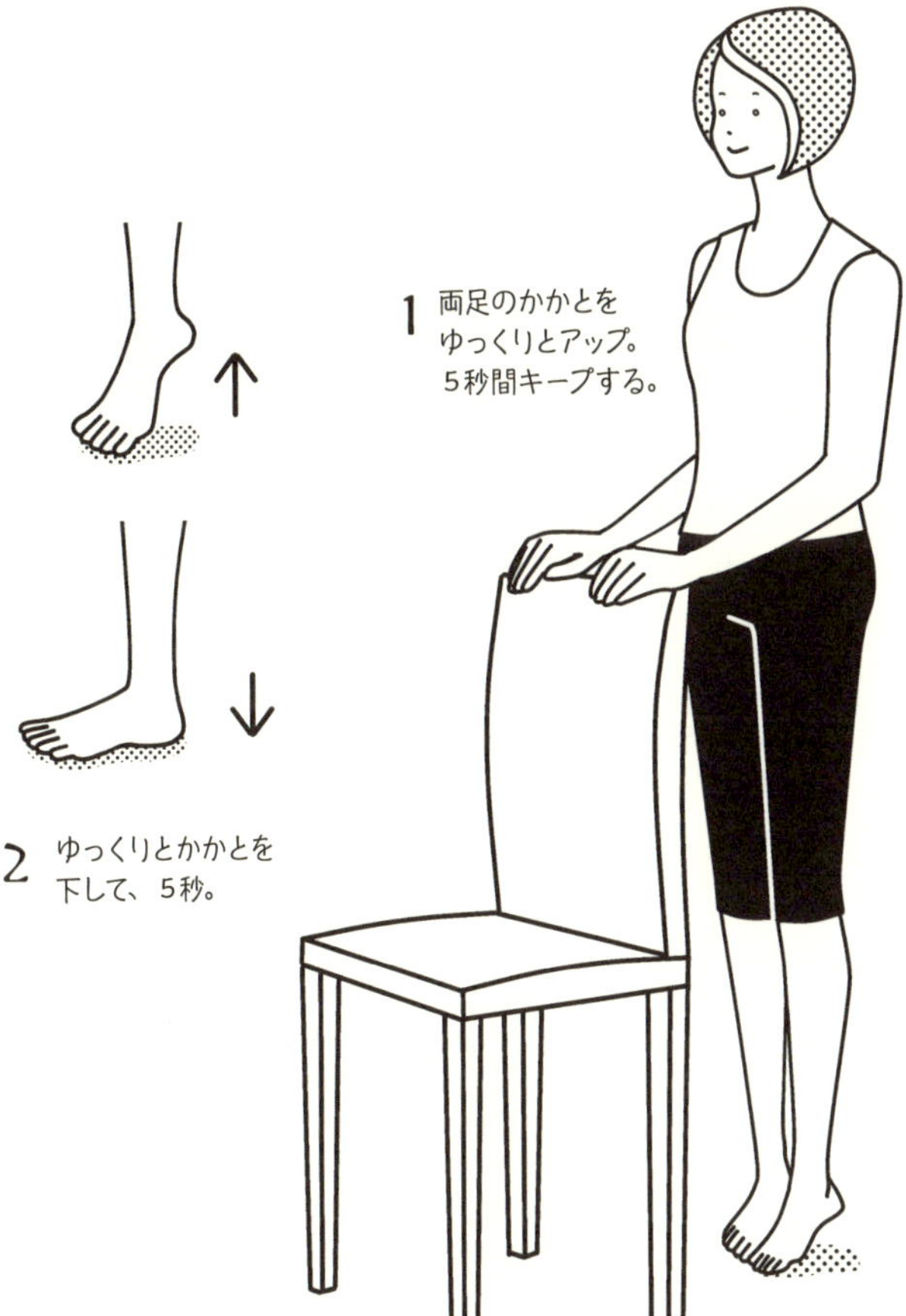
1 両足のかかとを
ゆっくりとアップ。
5秒間キープする。
2 ゆっくりとかかとを
下して、5秒。

スキップと同様に、目的はふくらはぎの筋肉を刺激して、静脈を圧迫することです。加齢とともに衰えがちなポンプ機能を復活させ、下から上への血流を促進します。

メソッド⑲ かかと上げ・応用編

かかと上げはちょっとした時間にできるので、ながらタイプの人に最適です。歯磨きやヘアドライの最中、テレビを観ているときなど、気がついたらやってみましょう。通勤電車内でのかかと上げもおすすめです。

Ⅵ 下半身を鍛えて血流を上げる

大腿四頭筋（太ももの前側の筋肉）は大きいため、効率的に鍛えることができるので、血流アップにおすすめです。また、下半身の筋肉は、股関節や膝関節にも関係しているので、加齢によって弱くなった骨や関節をホールドする機能もあります。筋肉は90歳を超えても鍛えることができます。ぜひトレーニングしていきましょう！

メソッド⑳ スクワットが効く！

スクワットは、大臀筋から大腿四頭筋とハムストリングス、そして下腿三頭筋……つまりおしり―太腿―膝下までの筋肉を一度に鍛えることができます。また、脚全体の血流を促進し、むくみの予防効果もあるといわれています。

効率的な筋トレではありますが、腰が前傾したり、反ったりすると、筋肉にきちんと負荷がかからず、腰を痛めるリスクがあります。

背中を丸めずに、腰を正しい位置にキープした状態でできるように、ゆっくりていねいにトレーニングしていきましょう。

① 肩幅に足を広げ、足先をやや外側にして立ちます。
② 背筋を伸ばし、息を吸いながらゆっくりと腰を下ろしていきます。太ももと床が平行になったら、3秒ほどキープ。
③ ゆっくりと息を吐きながら元に戻します。
④ ①〜③を、10回ほど繰り返します。

メソッド20・スクワット

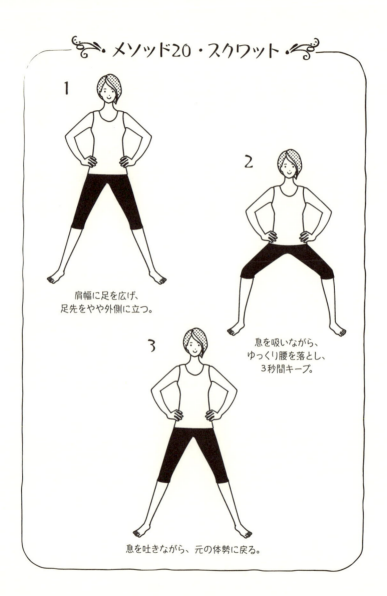

1

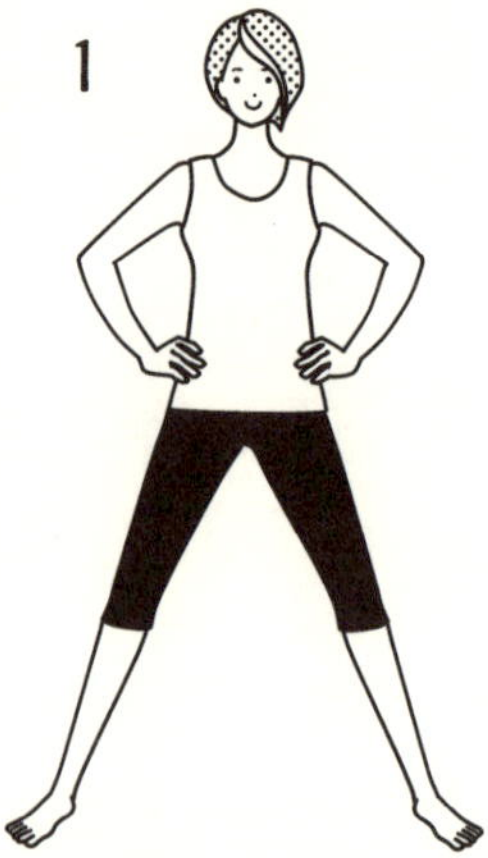

肩幅に足を広げ、
足先をやや外側に立つ。

2

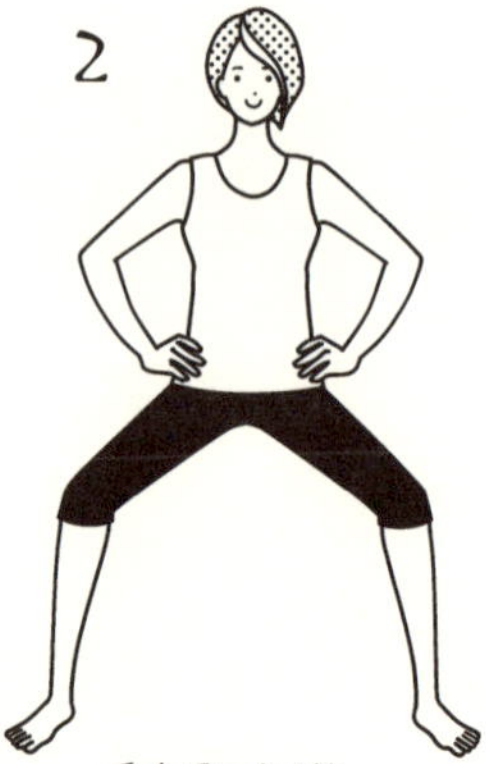

息を吸いながら、
ゆっくり腰を落とし、
３秒間キープ。

3

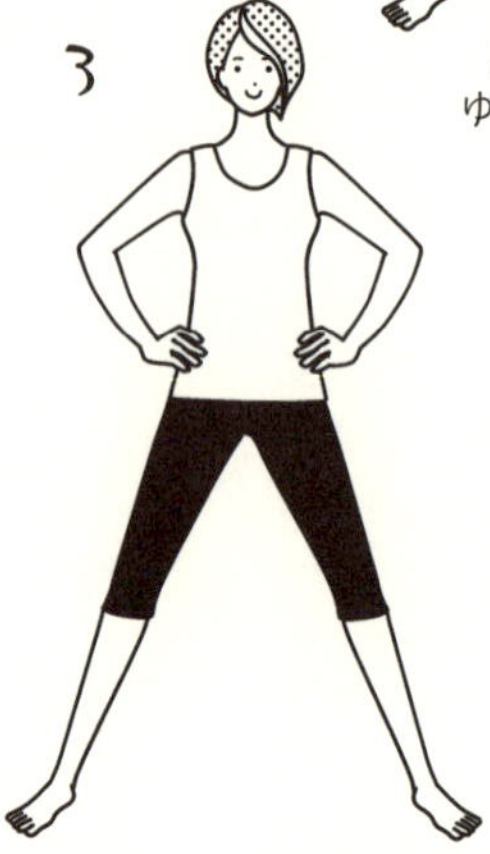

息を吐きながら、元の体勢に戻る。

コツは、背中を丸めず、膝をつま先より前に出さないこと。できるようになったら、さらにゆっくりと上下し、呼吸も深めてみましょう（膝に負荷がかかるので、膝痛がある時はやめてください）。

メソッド㉑ ステーショナリーランジで筋トレ

ステーショナリーランジは、美脚をつくることで知られる筋トレ「フロントランジ」の簡易バージョンです。脚の幅を固定したまま行うので、バランスを崩さずにトレーニングできるためビギナー向きといえるでしょう。ハムストリングスと大臀筋、中臀筋に効きますが、脚を広めに開くと太腿の裏（ハムストリングス）への刺激が高まります。また、脚の間隔が狭いと、おしり（大臀筋、中臀筋）に効きます。

①足を前後に開きます。この時バランスが崩れる人は、横方向にも開いてバランスをとります（一直線上に足があるとバランスがとりづらいです）。

②バランスをとったまま、腰をゆっくり落としていきます。後ろにある足の膝が床に着くまで沈めていきます。

③ ゆっくりと腰を上げて、元の体勢に戻ります。
④ ①~③を10回繰り返します。
⑤ 反対側の足を前に出して、①~④を行います。

膝がつま先より前に出ると大きな負荷がかかります。また、急いでやると効果がありません。じわじわと、筋肉に効いているのを感じながら行いましょう。

習慣的にトレーニングをして楽にできるようになったら、【フロントランジ】へ。直立の状態から、片足を前に踏み込んで腰を落としていきます。

筋トレは、適度な負荷(強度、回数)をかけることが大事です。負荷がかかり過ぎると関節にダメージが及ぶことも。また、筋肉が慣れてくると、同じ強度では負荷がかかりません。体調や筋肉の状態を自分で感じながら、その時々に適切な負荷を探して行いましょう。

またトレーニングをすると、筋肉は一度損傷し、修復することで強化されます。毎日同じ部位を鍛えていると修復する余裕がありません。同じ部位の場合は2日ほどインターバルをとって、毎日行うなら部位を変えてトレーニングをしましょう。

メソッド21・ステーショナリーランジで筋トレ

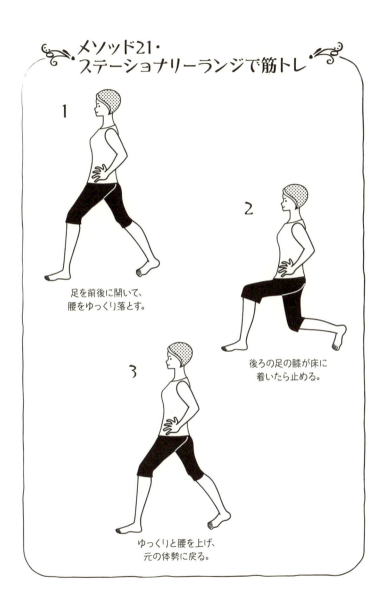

1

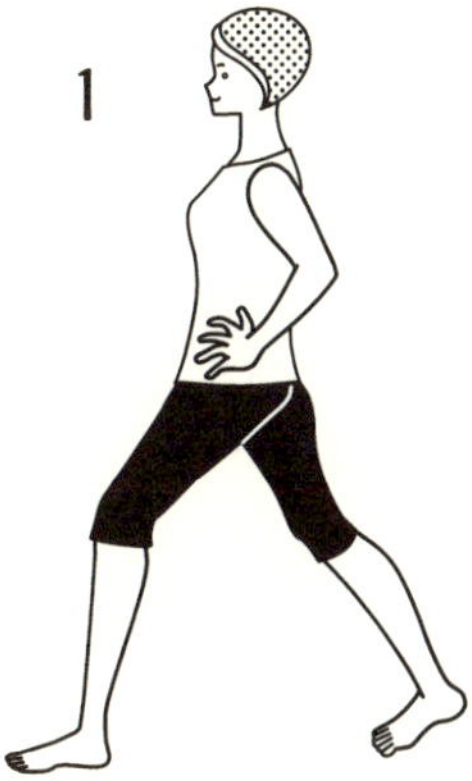

足を前後に開いて、
腰をゆっくり落とす。

2

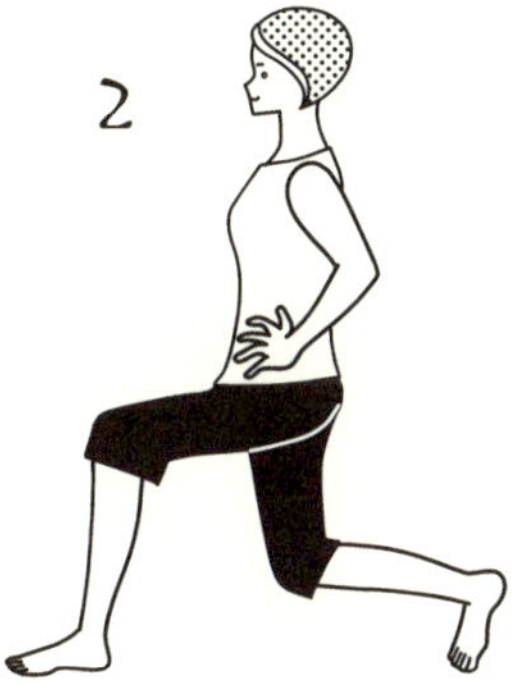

後ろの足の膝が床に
着いたら止める。

3

ゆっくりと腰を上げ、
元の体勢に戻る。

Ⅶ 血管に刺激を与える

血管を軽くマッサージすることで、血流を促すことができます。重井医学研究所の故・妹尾左知丸先生が考案された、血管マッサージを紹介しましょう。動脈は、骨に沿った深層部に走っています。皮膚の上から、骨に沿ってマッサージすると、血管（動脈）に刺激を与えることができます。手のひらをマッサージする部分に置いて、皮膚と骨、骨と筋肉をずらすように、上下、左右に揺さぶるように動かします。

マッサージといっても、揉んだり、皮膚をこするのではなく、あくまでも「ずらす」感じで行いましょう。

メソッド㉒ 血管マッサージで血管を刺激する

前掲した妹尾先生が提唱された「血管マッサージ」は、顔や首から、胸、背中、手、腰、脚……と、全身の部位に対するアプローチがあります。

今回はその中から、特に毛細血管と関係のありそうな、腕と足の血管を刺激するマッサージを紹介します。1日1回、どの時間帯にやっても大丈夫です。朝、目が覚めた時にすぐに床から起き上がらずに、しばらくマッサージをして、徐々に体の状態を整えていくのもいいでしょう。

【腕のマッサージ】

片手で腕をつかんで、骨に対して皮膚を上下左右にずらして刺激を与えます。

① 右の上腕に左手をあて、上下左右にねじるように動かします。
② 下腕も同様にマッサージ。
③ 肘の外側と内側をよく揉みましょう。
④ 左の腕でも①〜③を行います。

【足のマッサージ】

足の指先は心臓から一番遠く、血液が届きづらい場所。マッサージすると冷えも解消されます。

① 右足の指を1本ずつ引っ張って、揺らして刺激を与えます。
② 右足の裏をしっかりと押します。

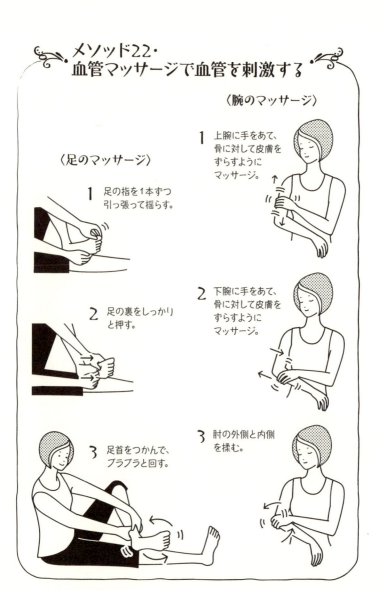

メソッド22・血管マッサージで血管を刺激する

〈足のマッサージ〉

1 足の指を1本ずつ引っ張って揺らす。

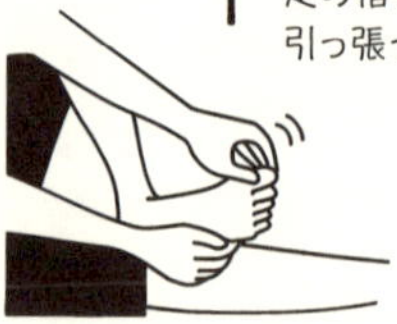

2 足の裏をしっかりと押す。

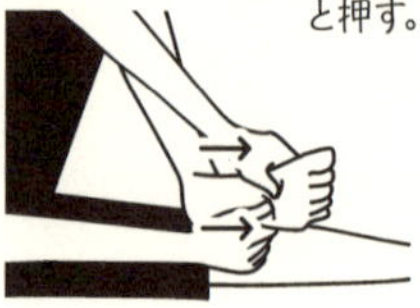

3 足首をつかんで、ブラブラと回す。

〈腕のマッサージ〉

1 上腕に手をあて、骨に対して皮膚をずらすようにマッサージ。

2 下腕に手をあて、骨に対して皮膚をずらすようにマッサージ。

3 肘の外側と内側を揉む。

③　両手で右の足首をつかみ、ブラブラと回します。
④　①～③を左の足でも行います。

Ⅷ　ぐっすり眠って血管を修復する

私たちが夜睡眠をしている間に、毛細血管は修復・再生しています。睡眠中に分泌される成長ホルモンが、毛細血管を修復し、新陳代謝を活性化しているのです。

睡眠不足はゴースト血管にまっしぐら。必ず6時間以上は睡眠時間をとりましょう。

加齢とともに、睡眠時間が短くなったり、深夜覚醒が起こる場合もあります。神経質になるとさらに不眠状態になるので、体内時計を整えて自然な眠りに導きましょう。

メソッド㉓　体内時計をリセットする

昼は活動して、夜は休息する――その生体リズムを司るのが「体内時計」です。体内時計は、体温や血圧、心拍などに関与する自律神経やホルモンの分泌などにも深く関係しています。毎日決まった時間に起床し、就寝すると生体リズムの振幅は大きくなります。すると、昼間の活動レベルが上がり、夜間の活動レベルが低下して、自然に入眠できるのです。体内時計の周期は約25時間、地球の1日の周期は約24時間なので、人間は朝の光を浴びることで体内時計を毎朝リセットしています。

体内時計をリセットすることは、質のいい深い睡眠が得られるだけでなく、病気予防やアンチエイジングにも影響があるといわれています。

① 朝早く目覚め、太陽の光を浴びます。
② 朝の光が目から入ると、脳の「視交叉上核」に届き、体内時計がリセットされます。
③ 睡眠中に出ていたメラトニンの分泌が止まり、体が覚醒状態に。
④ 朝日を浴びてから約15時間後にメラトニンの分泌が始まるので、自然に眠気を感じます。

メソッド㉔ メラトニンの原料を摂る

メラトニンが多く分泌されるためには、その原料を食事から摂ることが必要。必須アミノ酸であるトリプトファンは、太陽光を浴びることで体内で神経伝達物質・セロトニンに変わります。脳の松果体では、セロトニンからメラトニンという脳内ホルモンが分泌されます。メラトニンは、睡眠中に分泌量が最大となり、深部体温を下げるなど、質のよい眠りをもたらします。

トリプトファンは、大豆やナッツ類の他、肉類や卵、乳製品に多く含まれています。トリプトファン→セロトニン→メラトニンの生成変化は時間が必要なので、朝食に食べるのが効果的といわれています。

眠りが浅い、なかなか眠れないという人は、食事を見直してみるのもいいでしょう。

メソッド㉕ 夜は光の刺激に注意する

不眠になりやすい原因の一つに、光の刺激があります。昼の明るさと夜の暗さ。メラトニンを分泌するには、このメリハリをつけることが大切です。夜間も、煌々とした蛍光灯の光の下で過ごしていると、交感神経が刺激されてしまいます。できるだけ間接照明を使い、部屋全体を明るくすることは避けましょう。

また、スマホやパソコンのブルーライトは、眠気を奪い、神経を覚醒させます。電磁波もメラトニン産生にダメージを与えるので、寝る前のメールチェックやゲームはやめましょう。

Ⅸ タイツー（Tie2）を活性化する

血液の質を上げ、血管をしなやかに、さらには血流をアップ。この3つを目指しながら、さらに、ゴースト血管を改善するメソッドを行っていきましょう。

毛細血管の壁細胞からは、アンジオポエチン1という分子が分泌されています。これが血管内皮細胞のタイツーという分子を活性化することで、血管内皮細胞同士の接着を誘導し、最終的に壁細胞と内皮細胞が接着します（参考資料⑭）。

アンジオポエチン1の分泌は、加齢とともに減少します。また、酸化ストレス他さまざまな原因で壁細胞が傷つくと、タイツーが活性化されなくなります。内皮細胞と壁細胞の隙間が開き、内皮細胞同士の接着もゆるくなり、血管内の成分が過剰に出てしまうのです。

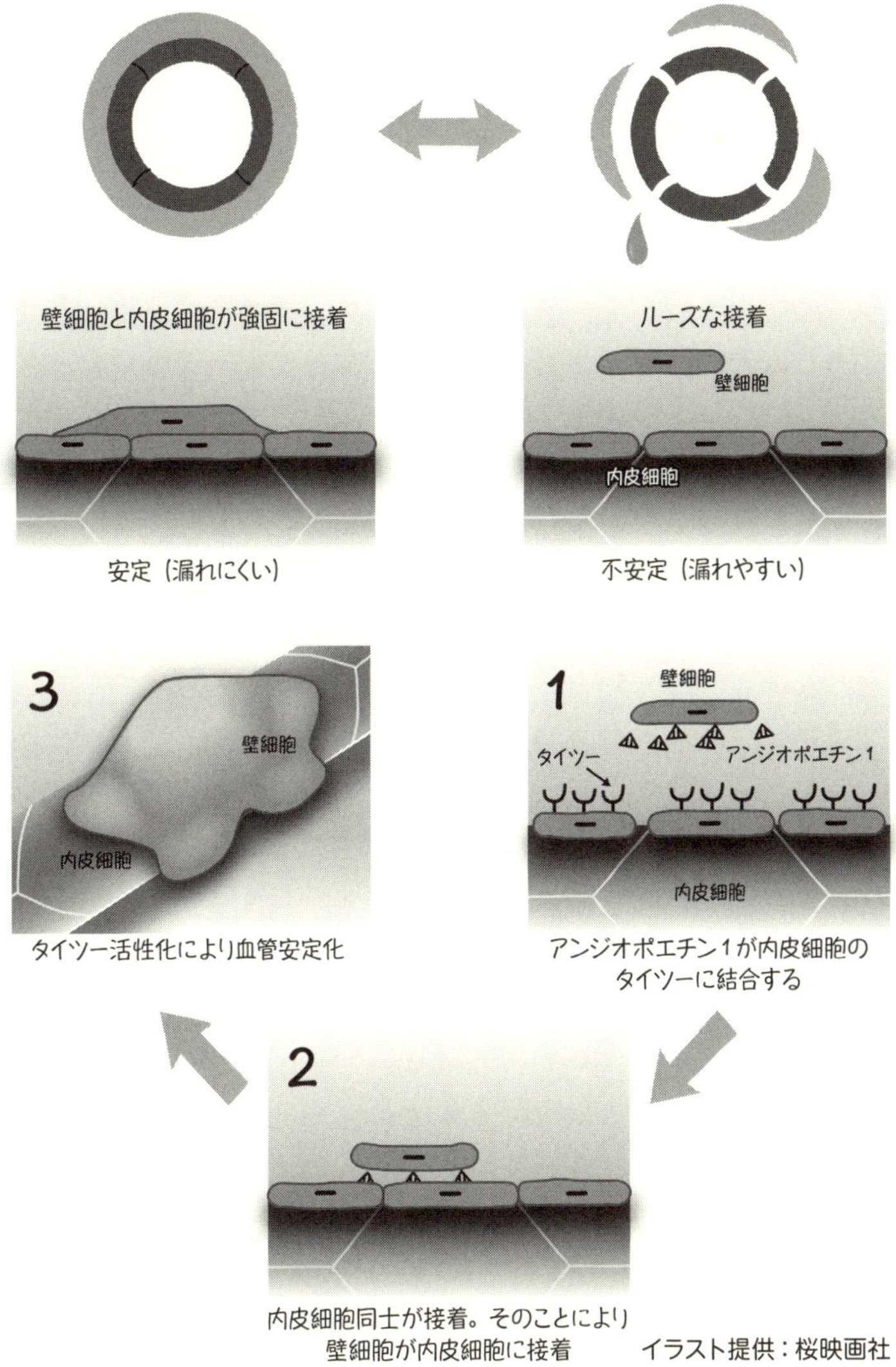
壁細胞と内皮細胞が強固に接着
安定（漏れにくい）
ルーズな接着
壁細胞
内皮細胞
不安定（漏れやすい）
3
壁細胞
内皮細胞
タイツー活性化により血管安定化
1
壁細胞
タイツー
アンジオポエチン 1
内皮細胞
アンジオポエチン 1 が内皮細胞のタイツーに結合する
2
内皮細胞同士が接着。そのことにより壁細胞が内皮細胞に接着

イラスト提供：桜映画社

これによって、酸素や栄養が全身に行き渡らなくなり、老化や病気の原因につながります。

このタイツーを活性化する、アンジオポエチン1と同じはたらきをする物質を摂取することで、タイツーを活性化することができます。

メソッド㉖ シナモンを摂取する

私は大手化粧品会社との共同研究で、タイツーを活性化させる物質を、200種類以上の天然由来成分から調べました。その結果、探りあてたのが桂皮エキス——シナモンです（参考資料⑮）。

減塩のサポーターとして、スパイスをおすすめすることは前述しました。シナモンもスパイスの一種です。ケーキやクッキーなどに使われ、コーヒーや紅茶に入れるなど、その甘い風味に人気があり、日本でもおなじみのスパイスです。

シナモンは、熱帯地方で栽培されているクスノキ科の常緑樹の樹皮や幹を乾燥させたもの。東洋では「桂皮」と呼ばれ、漢方などで使われてきました。日本のニッキもシナモンの一種ですが、こちらは根の部分を使い、土壌の違いによって、香りや成分も異なります。

〈毛細血管の漏れやすさ〉

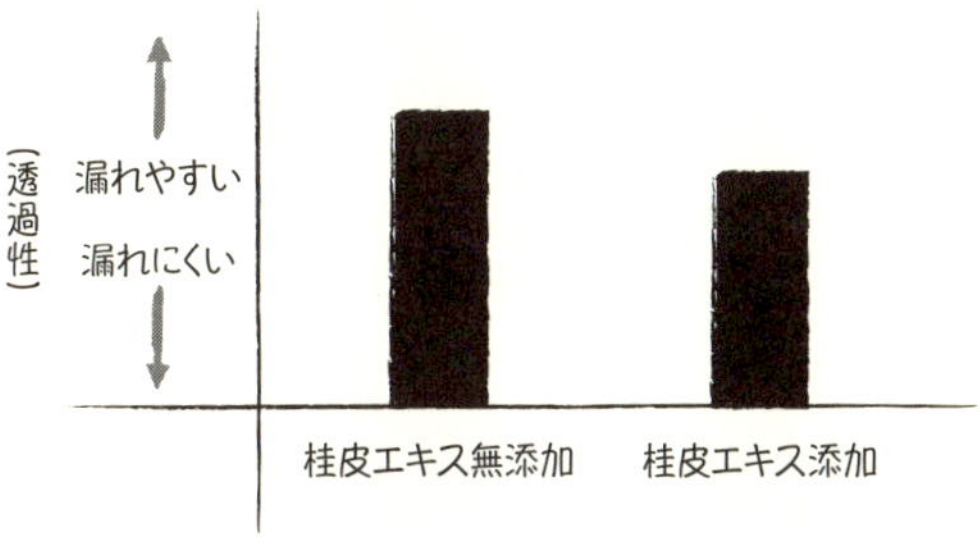

内皮細胞間をくっつけ、血管の漏れを防ぐ

上のグラフは、桂皮（シナモン）を添加時と無添加時の〝血管の漏れ〟を比較したもの。シナモンは内皮細胞間を接着する力が強いことがわかります。

提供：資生堂リサーチセンター

スリランカ原産の「セイロンシナモン」は、繊細で上品な香り。ヨーロッパで言うところの「カシア」は、濃厚な香りが特徴です。

シナモンにはほとんど甘さはなく、かすかな苦みがあります。鼻につんとくる独特の香りがありますが、そのもととなる「βシリンガレシノール」にタイツーを活性化させる力があるのです。

他にも、インスリンの分泌を促す作用をするプロアントシアニジンや、体内の過剰なナトリウムを調整するカリウム、抗酸化力の高いポリフェノールのクマリンやケイ皮酸など、血液や血管に関係する成分も含まれています。

タイツー活性化以外にも、多くの健康効果・効能があるとされるシナモン。ぜひ日常的に摂取したいものですが、大量に摂ると肝機能に副作用があるという報告もあります。シナモンの1日あたりの摂取量は600mg程度。この量は必ず守ってください。

また、妊婦の方、肝臓に疾患のある方、シナモンにアレルギー症状が出る方は、ご使用はお控えください。

メソッド㉗ シナモン+ショウガで血管の状態を整える

シナモンを摂取すると、2~3時間で血管の過剰な漏れを防いだという報告もあります。即効性のある成分なので、日常的に摂っていきましょう。市販のシナモンパウダーなら、振りかけるだけで簡単にシナモンドリンクをつくれます。

ショウガに含まれるジンゲロールやショウガオールなどの辛み成分は、血管を拡張させ、NO(一酸化窒素)の分泌を促します。ショウガ+シナモンの「ジンジャーシナモンティー」で、血液や血管の状態を整えましょう。

また、赤ワインにショウガ、薄切りのりんご、シナモンを入れて煮てつくる「シナモンホットワイン」もおすすめ。赤ワインのポリフェノールは抗酸化作用があるのでアンチエイジングには最適です。

メソッド㉘ シナモン＋バナナで簡単デザート

シナモンはケーキやパンなどによく使われます。でも、糖質はできるだけ抑えたいもの。そこで、バナナ＋シナモンの簡単デザートはいかがでしょう。バナナは、ナトリウムを排出するカリウムが豊富で、メラトニンの原料となるトリプトファンも含まれています。輪切りにしたバナナにシナモンパウダーを振りかけるだけ。ヨーグルトをかけてもいいでしょう。手軽においしいデザートが楽しめます。

メソッド㉙ 料理にもシナモンを

シナモンの甘い香りは、エスニックな料理にピッタリ。スパイスのハーモニーが豊かなカレー料理に活用しましょう。抗酸化作用にすぐれたターメリックやクミン、にんにく。そしてＮＯ（一酸化窒素）をアップするショウガなど、さまざまな効果があるスパイスと一緒に使って、タイツーを活性化しましょう。

また、シナモンは肉料理との相性がよいスパイスです。ソテーにするならパウダー、煮込み料理にはスティックと使い分け、料理のレパートリーを広げましょう。

メソッド㉚ 注目の食材・ヒハツを摂る

タイツーを活性化する食材として、最近注目されているのが「ヒハツ（ヒバーチ）」。聞きなれない名前かもしれませんが、東南アジアに分布するコショウ科の植物で、英語ではロングペッパーと呼ばれています。

果実を乾燥させたスパイスで、日本では沖縄で生産されており、料理によく使われているようです。インドの伝統医学・アーユルヴェーダや漢方でも、古くからヒハツを活用していました。

ヒハツにも、タイツーを活性化する成分が含まれているので、毛細血管の構造を安定化させ、血管の漏れを防ぐ効果が期待できます（参考資料⑯）。

またヒハツにはピペリンという辛み成分があり、NO（一酸化窒素）の分泌を促す作用があることもわかっています。

沖縄料理のスパイスとして、限定的に使われていたヒハツですが、近頃ではタイツー活性化の成分が含まれていることで、スーパーのスパイス売り場などでも見かけるようになりました。

また、血圧が下がる、末梢循環がよくなるという効果もあることから、お茶や健康食品などにも使われています。

●足のむくみ改善試験

微温湯を浸したガラス製容器に、膝蓋骨《しつがいこつ》中心点以下を浸して、増加した水位と底面積との積を下腿体積として、朝と夕方で同じ条件で測定を行いました。

その結果、朝夕の下腿体積の変化量（むくみ度）は、ヒハツ摂取によって、小さくなる傾向が確認されました。

〈 タイツー活性化作用 〉

タイツーを活性化することで血管やリンパ管の構造を安定化し、血管やリンパ管の老化予防が期待されます。

（筆者との共同研究）

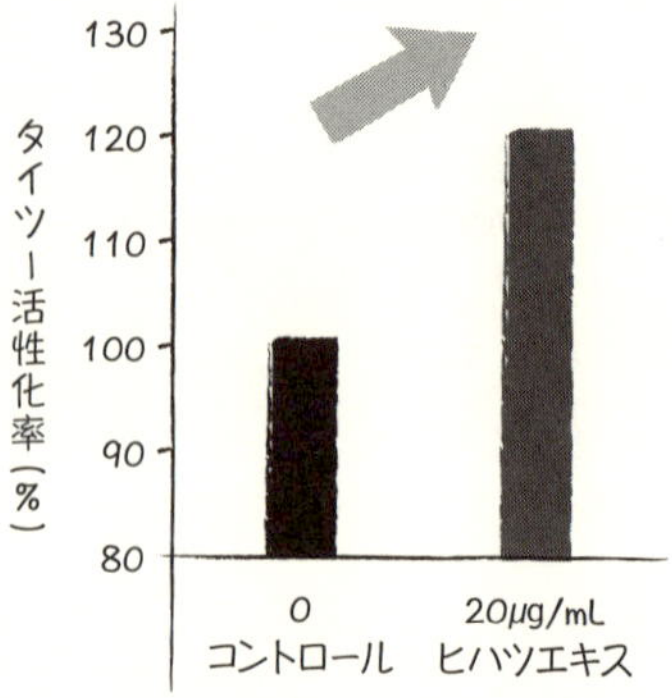

〈 eNOS産生・活性化促進作用 〉

NO（一酸化窒素）はeNOS（NO合成酵素）により合成され、血流量の調節や血管の拡張などに重要な役割を果たしていることが知られています。

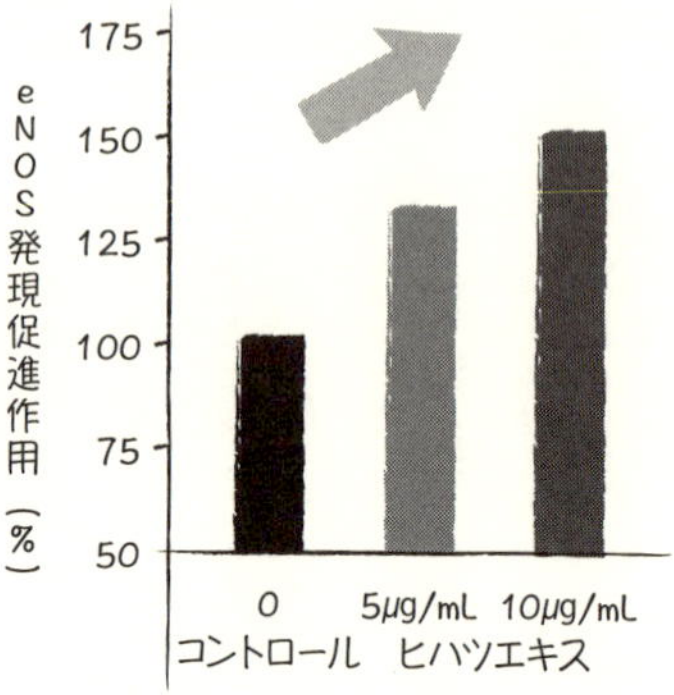

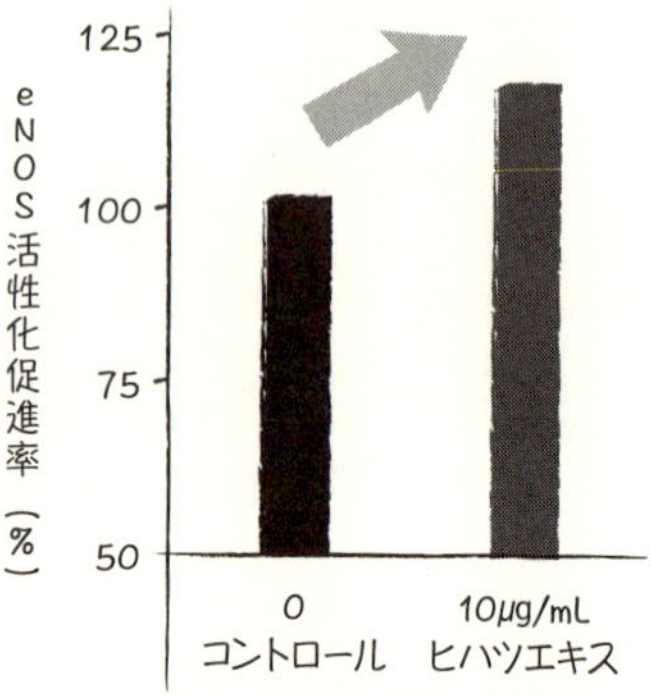

提供：丸善製薬㈱

メソッド㉛ ヒハツを料理に使う

ヒハツはコショウ科のスパイス。シナモンのように、デザートや甘い飲み物には不向きかもしれません。その代わり、コショウのように、さまざまな料理に使うことができます。めん類やスープ、炒め物や煮物など。塩やしょうゆを控えめにして、ヒハツを味つけに使いましょう。

メソッド㉜ 春の山菜・ウコギを摂る

ウコギは、日本全国に自生する山菜。たらの芽やウドなども含まれるウコギ科の草木の若芽です。中国原産で、薬用として日本に持ち込まれたものといわれています。ウコギにも、タイツーを活性化する成分が入っていることがわかりました。

春の山菜らしく、渋みや苦みと独特の香りがあり、アク抜きをしてもクセがあります。山形県の米沢では、戦国時代から食用を兼ねて生垣に栽培されていました。

米沢藩九代藩主・上杉鷹山は、領土返上寸前だった米沢藩を再生したきっかけをつくった、江戸時代屈指の名君です。天明の大飢饉によって東北地方に餓死者が多発する中、藩士や農民に倹約を奨励し、非常食の普及などに務めました。

鷹山は、非常時には食用にできるウコギの垣根を奨励。天明3（1783）年に刊行した『飯粮集』の中で、「うこぎ気味辛温無毒、葉を用ゆなり」などと記述しています。

そんな歴史的背景があるためか、山形県ではウコギの生産量も高く、旬である3～5月には新芽が出回ります。また近年では、生産者が、5～8月に伸びる若枝を収穫する技術を開発し、「新梢」として普及を進めています。

ウコギは、山菜らしいえぐみを生かした和え物やおひたし、天ぷらにして食べるのがいいでしょう。また、塩ゆでしたウコギを細かく刻み、炊き立てのご飯とまぶす「ウコギ飯」は、米沢の郷土食。旬の季節に試してみてはいかがでしょう。

メソッド㉝ ルイボスティーを飲む

健康茶として人気のある「ルイボスティー」にも、タイツーを活性化する成分が含まれています。ルイボスとは、南アフリカ共和国のセダルバーグ山脈一帯のみに自生する、マメ亜科の植物です。その葉を乾燥させたものがルイボスティーで、紅茶のような色ですが、カフェインを含まず、タンニンはごくわずか。ほのかな甘みが特徴です。ルイボスティーは、クセがなく、飽きのこない味なので、タイツーを活性化するために、毎日の習慣にしたい飲み物です。

タイツーを活性化する食品をいくつか紹介しました。実はタイツー自体も、まだまだ未知の部分が多い成分です。シナモンに含まれるβシリンガレシノール、ヒハツのピペリン、ルイボスティーのフラボノイドなど、それぞれカテゴリーがちがう成分というところも非常に興味深い。

あえて共通点をあげるとすれば、その香りです。どれも鼻につんとくる、独特の香りがします。

現在のところは、タイツーを活性化する成分が、ダイレクトに毛細血管の血管内皮細胞に刺激を与えると考えられていますが、壁細胞にも影響するかもしれません。

もしかしたら、その香りに鍵があり、香りの分子が脳の下垂体に刺激を与え、ホルモンが分泌されて毛細血管の壁細胞に影響を与えているのかもしれない……などと、いろいろな仮説が考えられます。

いずれにしても、タイツーを活性化する成分だけでなく、そのメカニズムについても、今後の研究によって新たな事実が発見される可能性は大いにあるでしょう。

現在、さまざまな研究機関や企業が、タイツーを活性化する成分について研究していきます。また新たな食材が発見されるのではないかと期待しています。

この章では、「ゴースト血管をつくらない33のメソッド」を紹介しました。

もちろん全部行う必要はありません。自分にできそうなこと、必要そうなことから、少しずつ取り入れてみてください。

大事なことは継続すること。たった一つのメソッドでも、1か月、2か月と続けることで、何かしらの変化が体に起こるでしょう。それを感じることからはじめましょう。

体の声を聞きながら、少しずつ新しいメソッドを加えてみてください。

ちょっとしたことでも続けることで、血液の質がよくなり、血管がしなやかに、そして血流もアップする。さらにはタイツーを活性化する成分が入った食材を日常的に摂取することで、毛細血管の状態は変わっていきます。体内にその好循環を起こしていくことが、ゴースト血管をつくらない秘訣です。

ゴースト血管にまつわるアレコレQ&A

最後に、患者さんからや取材などでよく聞かれるQ&Aをまとめてみました。ぜひ参考になさってください。

Q ゴースト血管には、自覚症状はありますか？

A 「年のせいかな?」と思われがちな、加齢による変化・衰えはゴースト血管が関係していると思われます。外見的なことでは、むくみがひどくなってきた、シミやシワが増えてきた。あるいは薄毛など。いわゆる老化による見た目の変化は、ゴースト化した血管が原因と考えられます。

体力の低下や、体のさまざまな機能の低下は、ゴースト血管による臓器障害の観点から考えることもできます。たとえば、階段を上ると息切れする（肺）、長く歩くと疲れる（筋肉に老廃物が貯まる）、手足の痺れ（末梢神経）、お酒が弱くなった（肝臓）、便秘がち（腸の蠕動運動が鈍る）、冷え（自律神経のバランスが悪い）、目が疲れる（シュレム管）など。これらの変化は、一般的に加齢のためと思われていますが、血管のゴースト化に由来すると説明することができます。

Q 毛細血管の「血管内皮細胞からの過剰な漏れ」が、ゴースト血管につながるということですが、「過剰な漏れ」に対して痛みや違和感などはありますか？

A 漏れ自体を知覚することはないと思います。痛みや違和感も覚えないでしょう。ただ、血管がゴースト化することによって、骨を動かす筋肉に乳酸などが排出されずに貯まれば、鈍痛を感じることはあると思います。また、血管内皮細胞から血液成分が過剰に漏れると、マクロファージが活性化します。それによって肥満細胞からヒスタミンが放出され、知覚神経が刺激されると、違和感（むずむず感）が生じることもあります。

Q **一般の病院で、ゴースト血管かどうかを診断してもらえますか？**

A 毛細血管を観察する機械は、まだ一般化していません。漢方や健康食品を専門的に扱う薬局では、一部「毛細血管スコープ」を置いているお店があります。また、形成外科で美容カウンセリングなどを行っている医院、更年期外来を専門に行っている病院などでも、毛細血管スコープを導入しているところもあります。

現在、健康診断や人間ドックで、検査技師による毛細血管の変化を経年で観察していこうという動きがあります。毛細血管の状態を自動で計測する方法を検討されているようですので、そうなると汎用され、医療機関でも観察できる病院が増えてくると思います。今後に期待がかかります。

Q **貧血とゴースト血管は関係がありますか？**

A ヘモグロビンの材料である鉄が不足することによって起こる「鉄欠乏症貧血」の場

合は、腸管から鉄を吸収する機能の低下が考えられます。その要因として、ゴースト血管が考えられます。また、血液は骨の中で産生されています。骨髄の毛細血管の状態が悪いと、血液の産生力も弱まるため、赤血球が少なくなる貧血も起こり得ます。

Q 骨粗しょう症の治療中です。今までの薬を飲みながら、本書のメソッドを並行して行っても大丈夫ですか？

A 本書のメソッドで紹介している食品は、いわゆる薬とはちがいますので、治療薬と並行するのは問題がないと思います。ただ、サプリメントなどの健康食品には多少注意が必要です。一般的に言って、薬を内服しているときに、あまりに大量に健康食品などを摂取した場合、腸管からの薬の吸収を妨げるリスクはゼロではありません。健康食品と薬を一緒に摂取することは、やめたほうがいいかもしれません。健康食品は服薬と服薬の合間に摂るようにしましょう。また、運動に関しても、骨粗しょう症の患者さんが、激しい運動を行うことは危険です。メソッドとして紹介した血管マッサージなどのソフトな方法で、毛細血管を刺激したほうがいいでしょう。

Q 低血圧とゴースト血管は関係がありますか？

A 毛細血管がゴースト化して、末梢循環（血液の流れ）が悪くなると、高血圧になり、高血圧はさらに血管内皮細胞に物理的な障害を与えます。逆に、極度の低血圧の場合も、血流が悪くなり、血管内皮細胞同士の結びつきが悪くなって、漏れやすい毛細血管になると考えられます。

Q 生活習慣病などで何年も薬を飲み続けているのに効果が出ないのは、ゴースト血管が原因なのでしょうか。

A 血管からの過剰な漏れが続くと、組織に水が貯まった状態になります。砂場に水を撒くとすぐに水が吸収されていきますが、水がすでに貯まった状態の砂場では、水が上に浮かんでしまうだけで、砂の中には水が入っていかないのと同じように、水浸しで、血管の中と組織の中の圧が等しくなってくると血管から薬もなかなか組織に入っていきません。血流をよくすると、治療薬の効きがよくなる可能性があります。

Q 毛細血管のゴースト化は、ほぼ全身で同じように進行するのですか？

A 毛細血管は細胞の寿命や老化もありますが、血液内の環境因子（血糖値やコレステロール、血流）の影響を受けてゴースト化します。このことから、全身の血管が同じ時相で老化していくと考えられます。ただし、もともと壁細胞の接着の少ない脆い毛細血管である肺などは影響を受けやすいとはいえます。

Q 遺伝とゴースト血管は関係がありますか？

A 病気や体質変化の原因は、遺伝なのかそれとも環境か――このテーマに関しても、さまざまな研究が行われています。双生児の研究もその一つ。同じ遺伝子構造をもつ一卵性双生児でも、ちがう環境で暮らす（＝食事や生活習慣が異なる）ことや、喫煙の有無によって、見た目年齢はまったく異なるという報告があります。そういった事実から類推すると、遺伝よりも生活習慣や環境のほうが、人の体質を決めるファクターである可能性が高いといえるでしょう。ゴースト血管も、生活習慣の積み重ねによってもたらされるのが主だと考えられます。

Q 認知症の検査として、ゴースト血管診断を行っている病院はありますか？

A 認知症の検査で、ゴースト血管診断という検査は、今のところありません。脳のMRIを撮影した結果、白質病変があった人は、脳の微小循環障害も疑われます。動脈瘤の検査を行うような脳ドックの際には、白質病変の有無を見てもらうのがいいでしょう。

Q 若年性認知症の場合も、ゴースト血管が関係していますか？

A 若年性認知症の場合、脳血管攣縮症候群といわれる病態の場合に、血管のゴースト化が誘導されている可能性はあると考えられますが、まだ詳細についてはわかっておりません。

Q タイツー（Ｔｉｅ２）を活性化させる食材――シナモン、ヒハツ、ウコギ、ルイボスティーは、どれを食べても効果は一緒ですか？

A それぞれの食材には、タイツーを活性化させる成分だけでなく、いろいろな物質が含まれています。それぞれの食材が持つ特徴に加え、タイツー活性があると考えていただくといいと思います。

Q タイツーを活性化させる食材を摂取して、どれくらいで効果が出ますか？

A これまで食材だけでも1～2週間で効果が出てくるということを経験しております。ただ食材だけでなく、運動による血流アップによる効果で、筋力をつけつつ、毛細血管構造の維持を目指していただくといいと思います。

Q シナモン、ヒハツ、ウコギ、ルイボスティーは、それぞれどれくらいの量を摂取すればいいのですか？

A シナモンは試験管内で観察されるタイツー活性の濃度から計算して、1日1回600㎎くらいです。

ヒハツは、試験管内と人への投与の経験から、1日1回数10～300㎎程度です。

ルイボスティーの場合は、濾し出され方（濃度）によって変わると思いますので、どれくらいという目安が難しいです。日本茶や紅茶の代替として、食後などに飲まれるのでいいと思います。

ウコギはまだ解析がはじまったばかりで量的なことが言えませんが、シナモンと同じ成分がタイツー活性の本体であると思われるので、シナモンに準じて考えていただければと思います。

Q タイツーを活性化させる薬はありますか？

A 現在、多くの製薬企業でタイツー活性化を誘導する治療薬の開発が進められてきています。中でも、カナダの企業では、数年後を目標に、肺の血管が障害を受け、透過性（漏れ）の亢進で、呼吸機能が低下して致死的になる「急性呼吸窮迫症候群（ＡＲＤＳ）」での治験を目指しています。他にもさまざまな領域で、タイツー活性化を誘導する治療薬ができることが期待されます。

おわりに

私が医学の中に身を置こうと決めたのは高校生のとき。レオナルド・ダ・ヴィンチに影響を受けたことがきっかけでした。

ルネサンス時代の寵児として知られる彼の「レオナルド・ダ・ヴィンチの手記」の中にあった、「科学のみならず、芸術的な発想を豊かにするためには『生命体の解剖学』が非常に重要である」という一文に開眼したのです。

解剖学の重要性を説いたダ・ヴィンチは、非常に多くの人物の解剖スケッチを残しています。もちろん、骨格となる骨や筋肉は驚くほど繊細に描かれています。でも私が興味を持ったのは、「血管」でした。16世紀、動脈や静脈という概念があったかどうかはわかりません。しかし、くまなく体内を走行する血管は、まるで生きているかのよう。彼は、人物を描くとき、骨、筋肉、そしておそらくは血管の走行性をも含めて、「肉体」を表現していたように思います。

ただし、彼の生きた時代にはまだ顕微鏡は発明されておらず、毛細血管を目で見ることはできなかったはず。もしも、ダ・ヴィンチに毛細血管を見ることができたら、彼の人物像はどのように変化したのでしょう。想像するだけでわくわくしてきます。

現代の私たちは、目に見える動脈や静脈という血管以外にも、細胞や組織に酸素や栄養を運ぶ毛細血管が体中に巡っていることを知っています。また、毛細血管の生体維持の驚くべき機能も解明されてきました。

医学や生理学の発展は、人間の寿命を格段と長くすることに成功しました。しかし、健康寿命が延伸されなければ真の貢献とはならないのです。

毛細血管のゴースト化は、加齢性疾患の原因にも直結することがわかりつつあります。今後、毛細血管を意識し、イマジネーションをはたらかせた「芸術的医療」が必要になっていくことは間違いありません。本書が、毛細血管に基礎をおく生物医学の発展に寄与することを期待しています。

２０１９年２月

高倉伸幸

参考資料

① Montagna W ら、J Invest Dermatol. 1979;73:47-53.

② Li L ら、Arch Dermatol Res. 2006;297:412-416.

③ Wakabayashi T ら Cell Stem Cell. 2018;22:384-397

④ Hasegawa Y ら、Circulation. 2012;125:1122-1133.

⑤ Zgraggen S ら J Allergy (Cairo). 2013;2013:672381.

⑥ Folkman J、Nat Med. 1995;1:27-31.

⑦ Kusumbe AP ら、Nature. 2014;507:323-328.

⑧ Kim J ら J Clin Invest. 2017;127:3877-3896.

⑨ Bell RD ら、Neuron. 2010;68:409-427.

⑩ Takara K ら、Cell Rep. 2017;20:2072-2086.

⑪ Kajiya K ら、J Derm Sci 2018;92 :3-9.

⑫ Tian L ら、Nature. 2017;544:250-254

⑬ Chen Y ら、Inflamm Allergy Drug Targets. 2014;13:177-190.

⑭ Augustin HG ら、Nat Rev Mol Cell Biol. 2009;10:165-77.

⑮ 澤根美加ら、日本化粧品技術者会誌 2012年46巻3号 p.188-196

⑯ 大戸信明ら、Aroma Research 2015年15巻2号、144-145

その他の参考資料

「アンチエイジング医療のすべてがわかる本」
（及川忠著、森吉臣監修　秀和システム）

「血管力革命　健康寿命を延ばす46の知恵」（伊賀瀬道也著　冬樹舎）

「マイナス水素イオンで細胞がよみがえる。」
（市藤勇著、森吉臣監修　教育評論社）

「よくわかる専門基礎講座　栄養学」（津田とみ著　金原出版株式会社）

「佐々木敏の栄養データはこう読む！」（佐々木敏著　女性栄養大学出版部）

「読むオイル事典—ココナッツオイルからエゴマオイルまで！自分に合ったオイルが必ず見つかる、選べる」（YUKIE 著　主婦の友社）

「よく食べてよく眠るダイエット」（則岡孝子著　小学館）

「腹筋を美しく見せる！　女子の体幹トレーニング」
（MAYUMI 監修　成美堂出版）

「いい緊張は能力を2倍にする」（樺沢紫苑著　文響社）

「心と身体が生まれ変わる　男のヨガ」（浅野佑介著　ナツメ社）

「シナモンメソッド」（高倉伸幸監修　角川グループパブリッシング）

「スパイス&ハーブ事典」
（金丸絵里加著、エスビー食品、榊田千佳子監修　学研パブリッシング）

「病気にならない 老化を防ぐ 血管マッサージ」
（妹尾左知丸著　KK ベストセラーズ）

「ハーブティー事典 108 種の効能から味・香り、利用法まで解説！」
（佐々木薫著　池田書店）

「ようこそ、うこぎワールドへ。」（うこぎの町米沢かき根の会）
http://www.mindp.co.jp/ukogi/

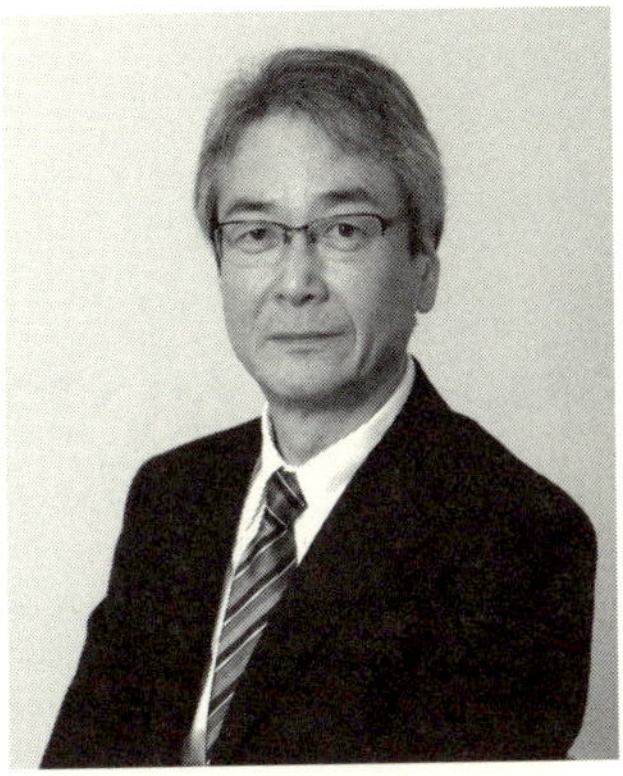

高倉伸幸

（たかくら・のぶゆき）

1962（昭和37）年生まれ。大阪大学微生物病研究所情報伝達分野教授。1988（昭和63）年三重大学医学部卒。5年間血液内科医として臨床に従事。その後、画期的ながん治療薬および組織再生療法の開発をめざして基礎研究に入る。1997（平成9）年京都大学大学院医学研究科博士課程修了、医学博士。熊本大学医学部にて助手～助教授を経て、2001（平成13）年～2006（平成18）年まで金沢大学がん研究所教授。2006（平成18）年より現職。日本血管生物医学会理事（2014～2018年・理事長）、大阪大学大学院医学系研究科・組織再構築学講座教授、金沢大学がん進展制御研究所客員教授を兼ねる。組織再生やがん組織における血管研究において新しい解析結果を次々発表・報告するこの分野のトップランナーの一人。2018（平成30）年に「NHKスペシャル」「あさイチ」に出演。ゴースト血管に警鐘を鳴らし、話題を呼んだ。ゴースト血管という言葉の命名者でもある。

ゴースト血管《けっかん》をつくらない33のメソッド

印刷　2019年2月5日
発行　2019年2月20日

著　　者　高倉伸幸《たかくらのぶゆき》

装　　丁　天野昌樹
本文デザイン・DTP　熊谷結花
イラスト　井上明香
校　　正　有賀喜久子
撮　　影　鈴木ナミ、武市公孝
編集協力　片岡理恵

発 行 人　黒川昭良
発 行 所　毎日新聞出版
〒102-0074
東京都千代田区九段南1-6-17　千代田会館5階
営業本部　03-6265-6941
図書第二編集部　03-6265-6746

印刷・製本　光邦

ISBN978-4-620-32567-5